Sätze bauen 1

von Ursula Palmy-Sulser
Illustrationen: Anja Naef
Redaktion: Ursula Thüler

4. Auflage 2001

Vertrieb Schweiz
SCHUBI Lernmedien AG
Breitwiesenstrasse 9, CH-8207 Schaffhausen

Vertrieb Österreich
SCHUBI Lernmedien Austria AG
Postfach 2000, A-6961 Wolfurt

Vertrieb Deutschland
SCHUBI Lernmedien GmbH
Zeppelinstraße 8, D-78244 Gottmadingen

Distribution en France
ADVESCO SCHUBI France SARL
B.P. 268, F-67007 Strasbourg

Distributie Nederland
SCHUBI ADVESCO Nederland B.V.
Prins Hendrikstraat 37, NL-2411 CS Bodegraven

Sätze bauen 1

von Ursula Palmy-Sulser
Illustrationen: Anja Naef
Redaktion: Ursula Thüler

4. Auflage 2001

Vertrieb Schweiz
SCHUBI Lernmedien AG
Breitwiesenstrasse 9, CH-8207 Schaffhausen

Vertrieb Österreich
SCHUBI Lernmedien Austria AG
Postfach 2000, A-6961 Wolfurt

Vertrieb Deutschland
SCHUBI Lernmedien GmbH
Zeppelinstraße 8, D-78244 Gottmadingen

Distribution en France
ADVESCO SCHUBI France SARL
B.P. 268, F-67007 Strasbourg

Distributie Nederland
SCHUBI ADVESCO Nederland B.V.
Prins Hendrikstraat 37, NL-2411 CS Bodegraven

Vorwort

Als Grundlage für die Mappen "Sätze bauen" dienten die während Jahren bewährten, jetzt jedoch vergriffen "Satzbauspiele für dysgrammatisch sprechenden Kinder" von Hedwig Sulser. Der grammatikalische Aufbau von H. Sulser wurde weit gehend übernommen. Die methodische Struktur und das Erreichen des Lernzieles sowie einzelne Übungen orientieren sich jedoch an den Erkenntnissen von C. Schwarz, die in ihrem logopädischen Lehrbuch[1] ausführlich darlegt, weshalb eine ursachenbezogene Therapie wichtig und Erfolg versprechend ist.

Im Kapitel "Einführung" dieser Mappe werden die Gründe und das Prinzip der neuen Übungsmöglichkeiten kurz dargelegt. Wer sich spezifisch für die umfassenden Erkenntnisse interessiert, kann sich im Lehrbuch von C. Schwarz informieren.

Mit den Mappen "Sätze bauen" wurde ein praktisches, einfach zu handhabendes Hilfsmittel für Logopädinnen und Logopäden geschaffen. Der bildhafte grammatikalische Aufbau der deutschen Sprache eignet sich auch ausgezeichnet für den Deutschunterricht mit fremdsprachigen Kindern, die keine Lese- und Schreibkenntnisse haben, dann aber auch für die Sprachförderung im Kindergarten und als Lehrmittel in der Sprachtherapie.

Für alle sprachlichen Fachkräfte wird in den Unterrichthinweisen ausschließlich der Ausdruck "Logopädin" verwendet. Damit ist jede Fachperson gemeint, die mit diesem Lehrmittel arbeitet.

Die Anleitungen sind einfach gehalten, die Illustrationen kinder- und kopiergerecht gestaltet. Die Blätter sind für Kinder von vier bis etwa elf Jahren gedacht, die alle Laute der deutschen Sprache korrekt artikulieren können, aber leichte bis schwere Satzbaumängel aufweisen. Je nach deren Schweregrad kann die Mappe konsequent durchgearbeitet oder es können einzelne zur Behebung der jeweiligen sprachlichen Schwierigkeiten besonders geeignete Kapitel ausgewählt werden.

Werden die Blätter der Mappen "Sätze bauen" im Deutschunterricht für fremdsprachige Kinder oder in den ersten Schuljahren eingesetzt, kann das Schriftbild in die Übungen mit einbezogen werden. Die Auswahl der Kapitel muß der Problematik des jeweiligen Kindes angepasst werden.

Die vorgeschlagenen Übungen und Spiele können sowohl in Hochdeutsch wie auch in Schweizer Mundart durchgeführt werden. Da es in der Schweiz keine einheitliche Mundartschreibweise gibt, stehen Anweisungen und Beispiele jedoch ausschließlich in der Schriftsprache. Das Übungsmaterial kann problemlos dem Dialekt des zu behandelnden Kindes angepasst werden.

Ich danke allen Fachpersonen, die mich bei dieser Arbeit unterstützt haben. Ein besonderer Dank geht an Ursula Thüler, Redaktionsleiterin der SCHUBI Lernmedien AG, die durch ihre wertvollen Ratschläge betreffend Aufbau und Struktur viel zum Gelingen dieses Werkes beigetragen hat.

Die mit großem Einfühlungsvermögen gezeichneten Illustrationen von Anja Naef unterstützen das unterhaltsame und spielerische Üben bestens.

Allen, die mit diesen Blättern arbeiten, wünschen ich viel Freude und Erfolg.

Ursula Palmy-Sulser

[1] "Systematische Logopädie, Grundlagen für die Erkennung und Behandlung von Störungen des menschlichen Sprechvermögens. Ein Lehr- und Handbuch." (Verlag Hans Huber, Bern Stuttgart Toronto 1985)

Inhalt

Einführung

Voraussetzungen für die Satzbauentwicklung

Nicht alle Kinder lernen gleichzeitig sprechen. Je nach den inneren Voraussetzungen und den äußeren Einflüssen verläuft der Spracherwerb bei den einen Kindern rascher, bei anderen langsamer. Die Vorstufen zum etwa im zweiten Lebensjahr beginnenden selbstständigen Sprechen setzen normale Sinnesfähigkeiten und eine normale körperlich-geistige Entwicklung voraus. Zudem sind Bezugspersonen, die das Kind liebevoll betreuen und selbst richtig sprechen können, von größter Bedeutung.

Durch die Kommunikationsmöglichkeiten mit diesen Bezugspersonen werden mitmenschliche Beziehungen aufgebaut, die eine wichtige Grundlage der gesamten weiteren seelisch-geistigen Entwicklung eines Kindes bilden. Je mehr die verbalen Ausdrucksmöglichkeiten eines Kindes durch Teilnahme an dem, was es erlebt, gefördert werden, desto besser entwickelt sich sein Interesse am sprachlichen Gedankenaustausch.

Wenn die oben erwähnten Voraussetzungen zum Sprechenlernen gut sind und das Kind genügend sprachliche Anregungen erhält, brauchen sich Eltern von zweijährigen Kindern, deren Sprachentwicklung etwas langsamer verläuft, vorerst noch keine Sorgen zu machen. Im dritten Lebensjahr holen solche – sonst in *keiner Weise* auffälligen – Kinder ihren sprachlichen Rückstand oft in erstaunlichem Tempo auf.

Leichte Sprachmängel liegen auch bei drei- bis vierjährigen Kindern noch durchaus im Rahmen der physiologischen Sprachentwicklung. Wenn ein zweijähriges Kind noch gar keine Sprechversuche macht und auch im dritten Lebensjahr nur wenige gestammelte Wörter spricht, empfiehlt sich eine logopädische Untersuchung zu einer ersten Abklärung der möglichen Ursachen dieses Sprachentwicklungsrückstandes und der allenfalls notwendigen weiteren diagnostischen und therapeutischen Maßnahmen.

Kinder, deren Sprechvermögen sich im fünften Lebensjahr noch nicht so weit entwickelt hat, dass sie die zum Satzbau notwendigen Wörter richtig sprechen und einfache Sätze bilden können, benötigen in der Regel logopädische Hilfe zur Förderung ihrer weiteren Sprachentwicklung.

Die Behandlung von Satzbaustörungen

Die abklärenden Logopäden sind, oft in Zusammenarbeit mit medizinischen und nicht medizinischen Fachpersonen, in der Lage, die Ursache(n) der jeweiligen Satzbaustörung – oft kommen mehrere Faktoren zusammen – zu erkennen und die entsprechenden therapeutischen Maßnahmen in die Wege zu leiten oder selbst durchzuführen. In vielen Fällen von Satzbaustörungen ist vor allem die Verbesserung des sprachlautlichen (= phonematischen) Gedächtnisses mit ursachenbezogenen logopädischen Übungen wichtig. Erst wenn das sprachlautliche Gedächtnis durch Übungen wie beispielsweise das von C. Schwarz eingeführte und seit vielen Jahren erfolgreich praktizierte **"Vokalisieren"** und **"Konsonantieren"** verbessert worden ist, wird das Kind in die Lage versetzt, die korrekten Satzformen auditiv zu erlernen und in der Umgangssprache zu gebrauchen.
Beispiele für solche Übungen sind in den methodisch-didaktischen Hinweisen zu jedem Blatt aufgeführt.

Praktische Hinweise zum Vokalisieren und Konsonantieren[1])

1. Vokalisieren

Aus einem vorgesprochenen Wort (z. B. "Krokodil") müssen die einzelnen Vokale vom Kind herausgehört und mehrmals deutlich ausgesprochen werden: "**o** – **o** – **i**". Gemeinsam sprechen die Logopädin und das Kind das Wort und die einzelnen Vokale so lange aus, bis das Kind die Laute sicher memorieren kann. Wird diese Übung beherrscht, können die herausgelösten Vokale jeweils *rot, unter* dem Wort, am *entsprechenden* Platz notiert werden. Bei vorschulpflichtigen Kindern kann dieses Training anhand von Bildern und roten Spielmünzen ebenso erfolgreich eingesetzt werden. Beim Schreiben der Buchstaben bzw. beim Legen der roten Spielmünzen muss unbedingt darauf geachtet werden, dass das Kind hörbar mitlautiert.

Vokalisieren mit Kindern, die lesen und schreiben können:

K r o k o d i l	Wort sprechen
o o i	**vokalisieren**

Das Kind etwa 20-mal wechselweise das Wort (Krokodil) und die herausgelösten Vokale (**o o i**) sprechen lassen. Der Rhythmus des Wortes muss beim Vokalisieren erhalten bleiben.

Varianten:
a) Die Logopädin spricht das Wort, das Kind vokalisiert.

Krokodil	–	**o o i**	–	Krokodil	–	**o o i**	–	Krokodil	–	**o o i**	usw.
(Logopädin)		(Kind)		(Logopädin)		(Kind)		(Logopädin)		(Kind)	

b) Das Kind spricht das Wort, die Logopädin vokalisiert.

Vokalisieren mit Kindern, die noch nicht lesen und schreiben können:

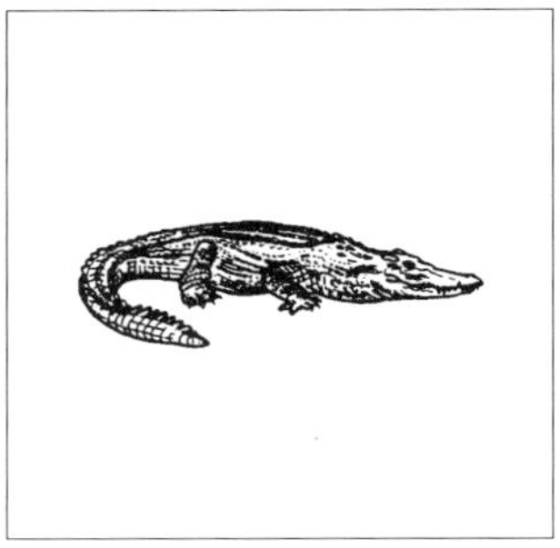

Bild benennen

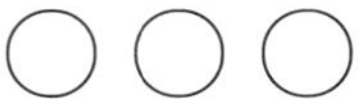

o o i

für jeden Vokal eine rote Spielmünze hinlegen

vokalisieren

Das Kind etwa 20-mal wechselweise das Bild (Krokodil) benennen und die herausgelösten Vokale (**o o i**) sprechen lassen. Der Rhythmus des Wortes muss beim Vokalisieren erhalten bleiben.

[1]) aus: C. Schwarz, Theoretische und praxisbezogenen Erläuterungen zum Lehr- und Handbuch "Systematische Logopädie"; Begleitheft III (1990) zu den von C. Schwarz erteilten Fortbildungskursen zum Thema: Einführung in die Logopädie.

Varianten:
a) Die Logopädin spricht das Wort, das Kind vokalisiert, die Logopädin spricht das Wort, das Kind konsonantiert.

Krokodil	–	**o o i**	–	Krokodil	–	**k r k d l**	–	Krokodil	–	**o o i**	usw.
(Logopädin)		(Kind)		(Logopädin)		(Kind)		(Logopädin)		(Kind)	

b) Das Kind spricht das Wort, die Logopädin vokalisiert, das Kind spricht das Wort, die Logopädin konsonantiert.

Kombiniertes Vokalisieren und Konsonantieren mit Kindern, die noch nicht lesen und schreiben können:

k r k d l — **konsonantieren**

für jeden Konsonanten eine grüne Spielmünze hinlegen

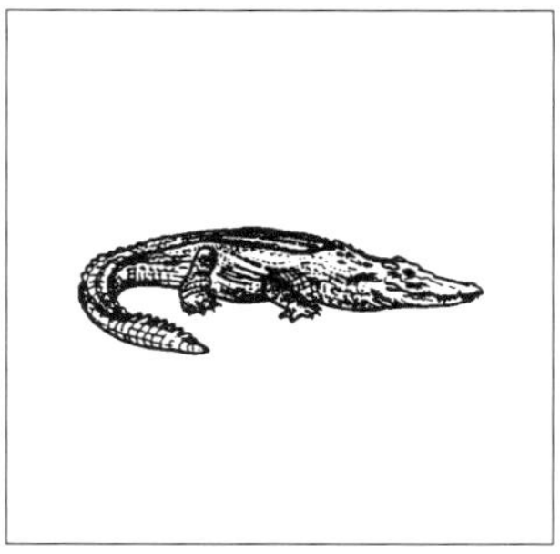

Bild benennen

für jeden Vokal eine rote Spielmünze hinlegen

o o i — **vokalisieren**

k r k d l	**konsonantieren**
K r o k o d i l	Wort
o o i	**vokalisieren**

Das Kind wechselweise das Wort (Krokodil) und die herausgelösten Vokale (**o o i**) und anschließend das Wort und die herausgelösten Konsonanten (**k r k d l**) sprechen lassen. Diese Übung etwa 20-mal wiederholen. Der Rhythmus des Wortes muss beim kombinierten Vokalisieren und Konsonantieren erhalten bleiben.

Varianten:
a) Die Logopädin spricht das Wort, das Kind vokalisiert, die Logopädin spricht das Wort, das Kind konsonantiert.

Krokodil	–	**o o i**	–	Krokodil	–	**k r k d l**	–	Krokodil	–	**o o i**	usw.
(Logopädin)		(Kind)		(Logopädin)		(Kind)		(Logopädin)		(Kind)	

b) Das Kind spricht das Wort, die Logopädin vokalisiert, das Kind spricht das Wort, die Logopädin konsonantiert.

Die Wörter und die herausgelösten Vokale bzw. die Wörter und die herausgelösten Konsonanten müssen *unbedingt extrem deutlich artikuliert* werden. Das genaue Beobachten der Mundbewegungen im Spiegel ist beim kombinierten Vokalisieren und Konsonantieren ebenso wichtig wie bei den vorausgegangenen Übungen.
Auf jedem Blatt ist ein Beispiel des Vokalisierens bzw. des Konsonantierens oder des kombinierten Vokalisierens und Konsonantierens angegeben, das beim konsequenten Durcharbeiten der Arbeitsblätter dem Können des Kindes entspricht. Die Beispiele können ohne weiteres mit anderen Wörtern des betreffenden Blattes durchgeführt werden.

Varianten:
a) Die Logopädin benennt das Bild, das Kind vokalisiert.

Krokodil (Logopädin)	–	**o o i** (Kind)	–	Krokodil (Logopädin)	–	**o o i** (Kind)	–	Krokodil (Logopädin)	–	**o o i** (Kind) usw.

b) Das Kind benennt das Bild, die Logopädin vokalisiert.

Die Wörter und die herausgelösten Vokale müssen *unbedingt extrem deutlich artikuliert* werden. Das genaue Beobachten der Mundbewegungen im Spiegel bewirkt ein besseres Haften der sprachlautlichen Eindrücke. Je intensiver geübt wird, desto nachhaltiger wird das phonematische Gedächtnis stimuliert und gestärkt. Dadurch wird die Grundlage für die spontane Entwicklung des Satzgebrauchs geschaffen. Das Kind wird auf das Heraushören der Laute sensibilisiert, die phonematische Aufmerksamkeit wird verbessert.
Zur Abwechslung kann das Vokalisieren auch im Schreiten geübt werden:

Krokodil:	**o**	**o**	**i**
	(Schritt)	(Schritt)	(Schritt)

Wenn das Vokalisieren in die Bewegung eingebaut wird, macht das Kind diese Übung in der Regel mit großer Begeisterung mit und freut sich über seine Fähigkeit, das Heraushören der Laute und das Gehen zu kombinieren.

2. Konsonantieren

Das Heraushören von Konsonanten aus einem Wort ist für das Kind bedeutend schwieriger als das Erkennen von Vokalen. Es muss deshalb besonders sorgfältig anhand einfacher Wörter eingeführt werden. Die Konsonanten werden *lautiert* und *nicht buchstabiert.* So wird beispielsweise das Wort "Krokodil" **"k – r – k – d – l"** konsonantiert und nicht "ka - er - ka – de – el". Die *Betonung und der Rhythmus des konsonantierten Wortes müssen unbedingt erhalten bleiben.* Vorerst wird das zu konsonantierende Wort aufgeschrieben und erst *nachher* werden die herausgelösten Konsonanten an der entsprechenden Stelle *grün über* dem Wort notiert. Bei vorschulpflichtigen Kindern kann dieses Training anhand von Bildern und grünen Spielmünzen ebenso erfolgreich eingesetzt werden. Beim Schreiben der Buchstaben bzw. beim Legen der grünen Spielmünzen muss unbedingt darauf geachtet werden, dass das Kind hörbar mitlautiert.

Konsonantieren mit Kindern, die lesen und schreiben können:

k	**r**		**k**		**d**		**l**	**konsonantieren**
K	r	o	k	o	d	i	l	Wort sprechen

Das Kind etwa 20-mal wechselweise das Wort (Krokodil) und die herausgelösten Konsonanten (**k r k d l**) sprechen lassen. Der Rhythmus des Wortes muss beim Konsonantieren erhalten bleiben.

Varianten:
a) Die Logopädin spricht das Wort, das Kind konsonantiert.

Krokodil (Logopädin)	–	**k r k d l** (Kind)	–	Krokodil (Logopädin)	–	**k r k d l** (Kind)	–	Krokodil (Logopädin)	–	**k r k d l** (Kind) usw.

b) Das Kind spricht das Wort, die Logopädin konsonantiert.

Konsonantieren mit Kindern, die noch nicht lesen und schreiben können:

k r k d l	**konsonantieren**
○ ○ ○ ○ ○	für jeden Konsonanten eine grüne Spielmünze hinlegen
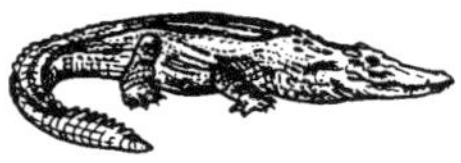	Bild benennen

Das Kind etwa 20-mal wechselweise das Bild (Krokodil) benennen und die herausgelösten Konsonanten (**k r k d l**) sprechen lassen. Der Rhythmus des Wortes muss beim Konsonantieren erhalten bleiben.

Varianten:
a) Die Logopädin benennt das Bild, das Kind konsonantiert.

Krokodil –	**k r k d l** –	Krokodil –	**k r k d l** –	Krokodil –	**k r k d l**	usw.
(Logopädin)	(Kind)	(Logopädin)	(Kind)	(Logopädin)	(Kind)	

b) Das Kind benennt das Bild, die Logopädin konsonantiert.

3. Kombiniertes Vokalisieren und Konsonantieren

Das kombinierte Vokalisieren und Konsonantieren stellt die größten Anforderungen an die phonematischen Gedächtnisleistungen des Kindes. Es muss sich global und präzise an das ganze Wort erinnern, gleichzeitig müssen aber auch wechselweise die Vokale und die Konsonanten aus dem Wort in der richtigen Reihenfolge abgerufen werden können. Sobald das Kind das kombinierte Vokalisieren und Konsonantieren beherrscht, wird es zunehmend in der Lage sein, immer längere Sätze fehlerfrei zu reproduzieren. Wie beim Vokalisieren und Konsonantieren wird vorerst an einzelnen Wörtern geübt und erst später zu einfachen Sätzen übergegangen. Vorerst wird das zu vokalisierende Wort aufgeschrieben und erst nachher werden die herausgelösten Vokale (**o o i**) rot unter dem Wort bzw. die Konsonanten (**k r k d l**) an der entsprechenden Stelle grün über dem Wort notiert. Wie bereits beschrieben, kann dieses Training bei vorschulpflichtigen Kindern anhand von Bildern sowie roten und grünen Spielmünzen ebenso erfolgreich eingesetzt werden. Beim Schreiben der Vokale und der Konsonanten bzw. beim Legen der Spielmünzen für die Vokale (rot) und die Konsonanten (grün) muss unbedingt darauf geachtet werden, dass das Kind hörbar mitlautiert.

Kombiniertes Vokalisieren und Konsonantieren mit Kindern, die lesen und schreiben können:

k r k d l	**konsonantieren**
K r o k o d i l	Wort
o o i	**vokalisieren**

Das Kind wechselweise das Wort (Krokodil) und die herausgelösten Vokale (**o o i**) und anschließend das Wort und die herausgelösten Konsonanten (**k r k d l**) sprechen lassen. Diese Übung etwa 20-mal wiederholen. Der Rhythmus des Wortes muss beim kombinierten Vokalisieren und Konsonantieren erhalten bleiben.

Stoffübersicht

Zum Gebrauch der Blätter

Vorderseite der Blätter: Kopiervorlagen

- Die schwarzweißen Vorderseiten der Kapitel 1–10 sind Kopiervorlagen. Sie werden jeweils "Bildseiten" genannt und können je nach Bedarf auf Normalpapier oder satiniertes Zeichenpapier kopiert werden. (Einzeleinzug bis 180g/m^2 möglich, z. B. SCHUBI-Bestellnummer 613 05).
- Die kopierten Seiten werden dem Kind ins Heft geklebt, damit es zu Hause dieselben Übungsmöglichkeiten wie im Unterricht hat.
- Um größere Spielfelder zu erhalten, können die Spielpläne beim Kopieren vergrößert werden.
- Wenn Grundtafeln und Deckkärtchen angefertigt werden, verwendet man am besten verschiedenfarbiges Zeichenpapier. Dies erleichtert beim Ablegen der Kärtchen die Übersicht über die noch freien Plätze auf der Grundtafel.
- Runde Formen schneidet man am schönsten mit der Nagelschere aus.

Rückseite der Blätter: Didaktische Hinweise

- Die Rückseiten der Bildseiten enthalten methodisch-didaktische Vorschläge und Anregungen, die ein gezieltes Arbeiten ermöglichen. Es ist jeder Lehrerin und jedem Lehrer, jeder Logopädin und jedem Logopäden freigestellt, die vorgeschlagenen Übungen zu variieren und auszubauen, weitere Spiel- und Übungsformen zu suchen und den Stoff so den Bedürfnissen der verschiedenen Kinder anzupassen.
- Die Gliederung in "Ziele", "Arbeit mit dem Blatt" (Vorbereitung, Übungswörter bzw. Übungssätze, Übungen) und "Spiele" erleichtert die Übersicht über die methodischen Hinweise und ermöglicht ein zielgerechtes Üben. Mit Hilfe der Spielvorschläge lassen sich die Übungen abwechslungsreich und interessant gestalten.

Farbige Spiele

- Die farbigen Spielseiten 1–8 sind zum Ausschneiden. Die Spielregeln dazu finden sich am entsprechenden Ort in den methodisch-didaktischen Vorschlägen auf den Rückseiten der Kopiervorlagen.
- Die farbigen Decktafeln der Spielseite 1 können auch für die gleichformatigen Karten der Mappen 2 und 3 verwendet werden.

Wichtige Hinweise

Die vorgeschlagenen Übungen lassen sich sowohl in Hochdeutsch als auch in Schweizer Mundart durchführen. Beim "Vokalisieren" und "Konsonantieren" von Wörtern wählt man mit Vorteil Begriffe, die in Mundart und Hochdeutsch gleich lauten. Beispiele: Krokodil, Telefon, Auto

Die aufgeführten Übungswörter und Begriffe können ohne weiteres durch in der betreffenden Landesgegend üblichen Bezeichnungen ausgetauscht werden. Beispiele: Junge – Knabe – Bub, Fahrrad – Velo, Schrank – Kasten – Spind

1 Lautäußerungen

Intonationsspiele

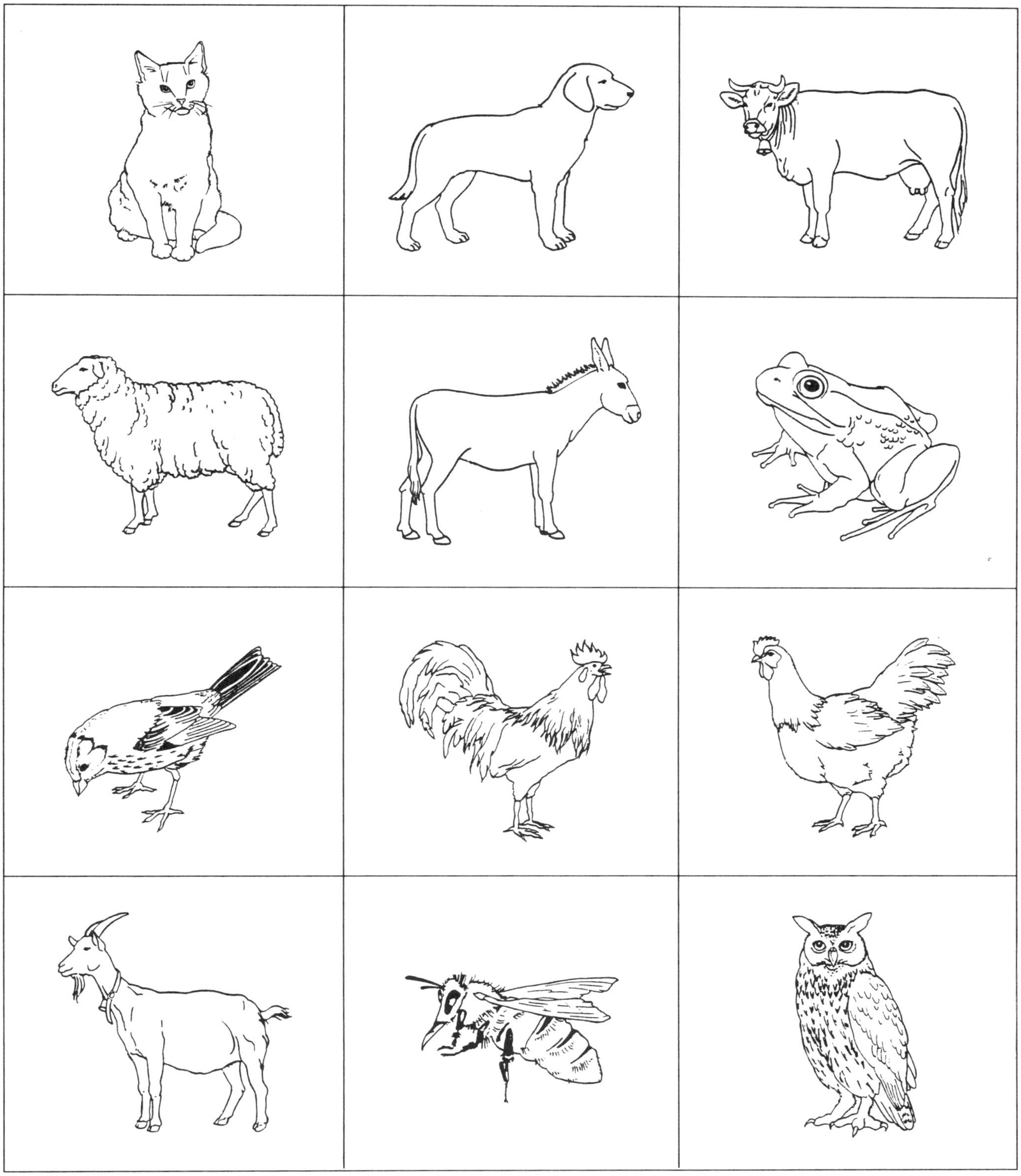

1 Lautäußerungen

Intonationsspiele

Jedes Tier hat eine eigene Stimme. Das Kind kennt viele dieser Stimmen, da es in der Sprachentwicklung die Tiere oft nach ihren Stimmen benennt. Die Katze wird beispielsweise als "Miau" oder der Hund als "Wauwau" bezeichnet.

Ziele

- Das Kind zum Imitieren von Tierstimmen bzw. zu ersten Wortäußerungen anregen
- sprachliche Gedächtnisschulung

Arbeit mit dem Blatt

Vorbereitung

- Die Deckkarten der farbigen Spielseite 1 ausschneiden.
- Bildseite 1 auf Zeichenpapier kopieren und die Tierkarten ausschneiden.

Übungswörter

Katze, Hund, Kuh, Schaf, Esel, Frosch, Vogel, Hahn, Huhn, Ziege, Biene, Eule

Übungen

- Das Kind ahmt die Tierstimmen nach.
- Logopädin: "Jedes der Tiere hat eine eigene Sprache. Kannst du eine Katze nachahmen?"
  Kind: "Miau".
  Für jede nachgeahmte Stimme bekommt es die entsprechende Karte.

- Jedes Tier, das das Kind imitieren kann, wird mit einer Deckkarte der farbigen Spielseite 1 zugedeckt. Wenn das Kind keine Tierstimme mehr weiß, ahmt die Logopädin ein noch nicht zugedecktes Tier nach. Das Kind versucht zu erraten, welches Tier es sein könnte.

Tierstimmen vokalisieren

Beispiel:

M i au	M i au	Tierlaut
i au	**i au**	**vokalisieren**

Spiele

Kimspiel

Die Tierstimmen der obersten Reihe werden nachgeahmt, bis das Kind alle kennt. Die entsprechenden Bilder werden nun mit den farbigen Deckkarten zugedeckt. Wenn das Kind einen Laut nachgeahmt hat, darf es das entsprechende Tier aufdecken.
Das Kind kann - je nach dem Alter und Fähigkeiten – die Tierstimmen von zwei oder mehr Reihen gleichzeitig erraten. Zuletzt wird gezählt, wie viele Tierstimmen es herausgefunden hat.

Tiere sammeln

Die Logopädin hält die Tierkarten wie ein Kartenspiel gefächert in der Hand. Das Kind darf eine Karte ziehen. Wenn es die Tierstimme weiß, bekommt es die Karte. Wie viele der insgesamt 12 Karten kann es sammeln?

2 Nomen

A Bestimmter männlicher Artikel

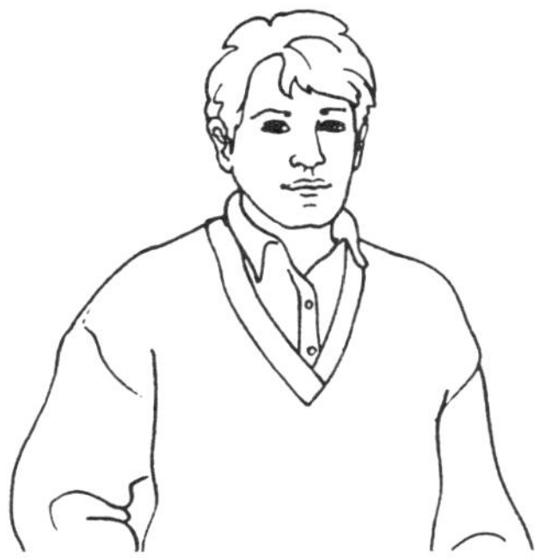
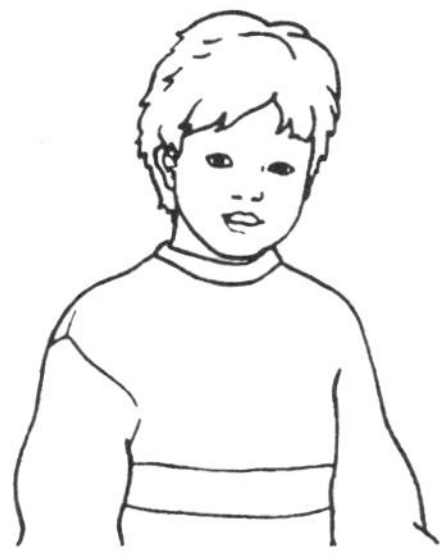
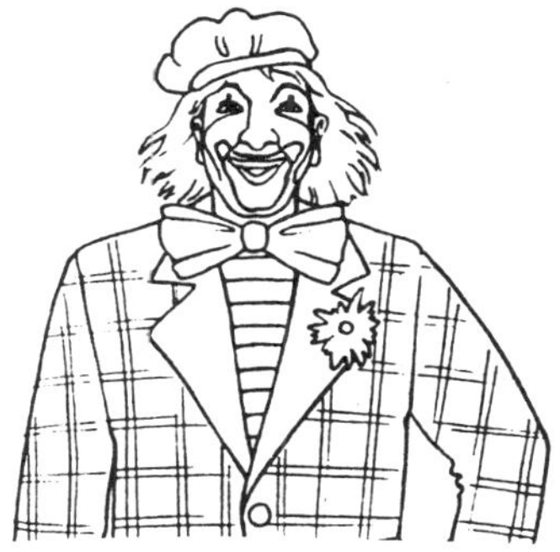
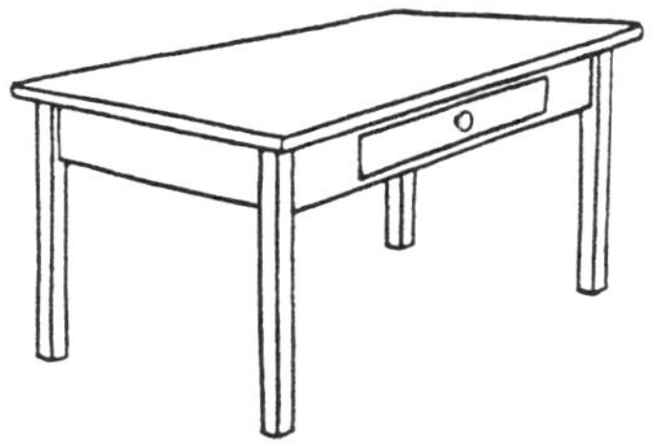
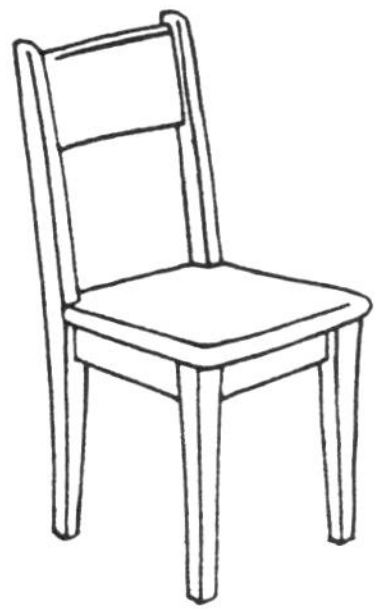
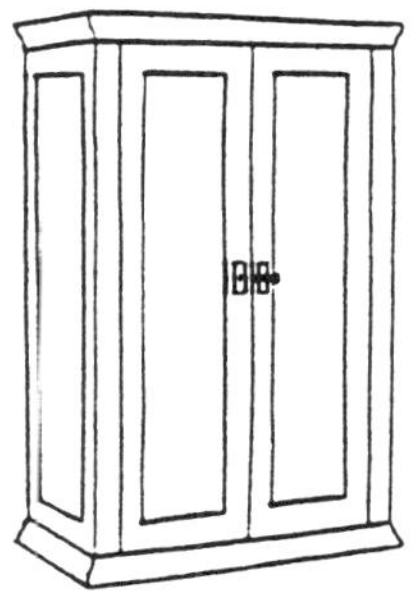
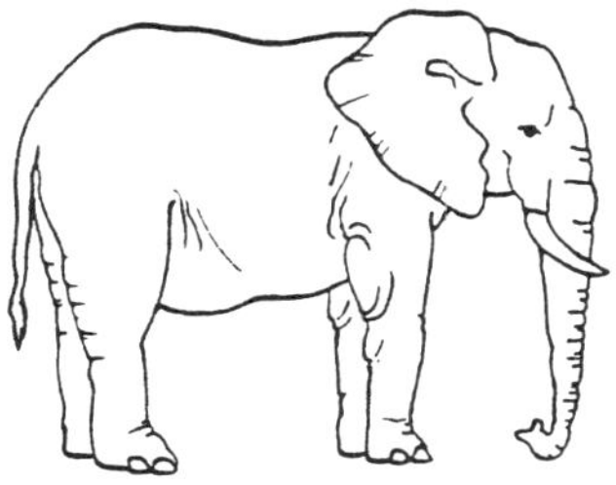
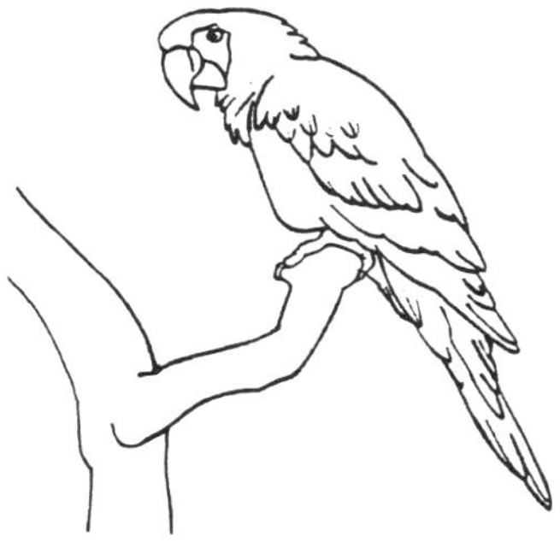
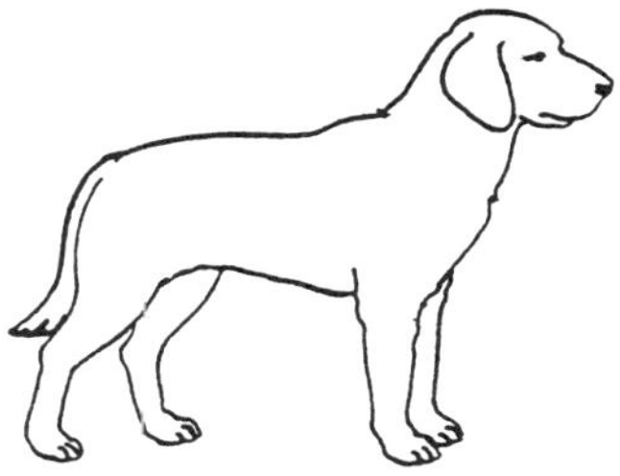
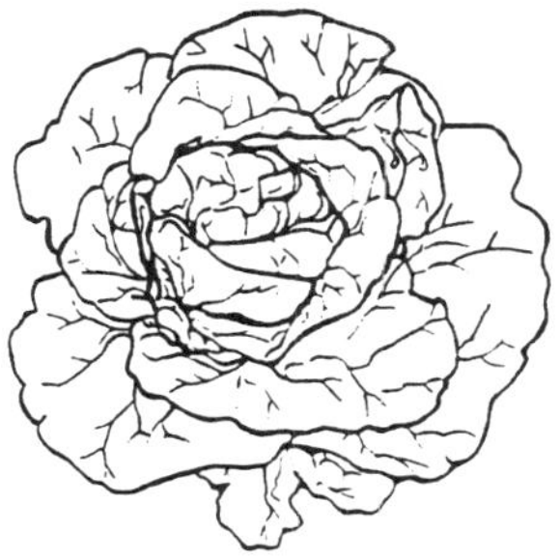
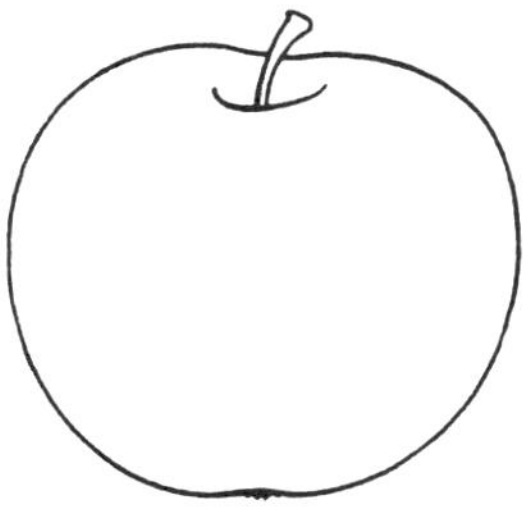
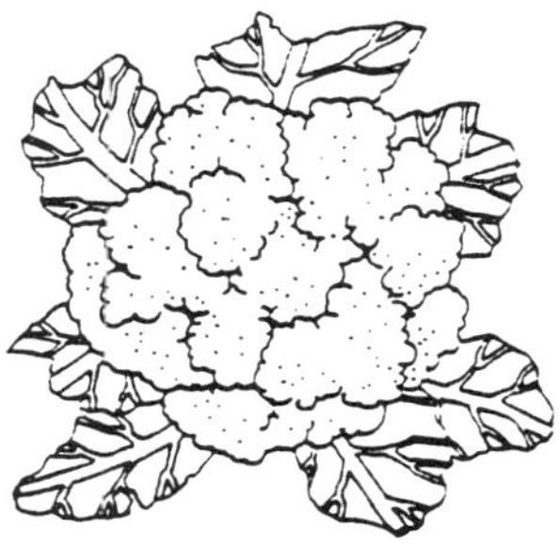
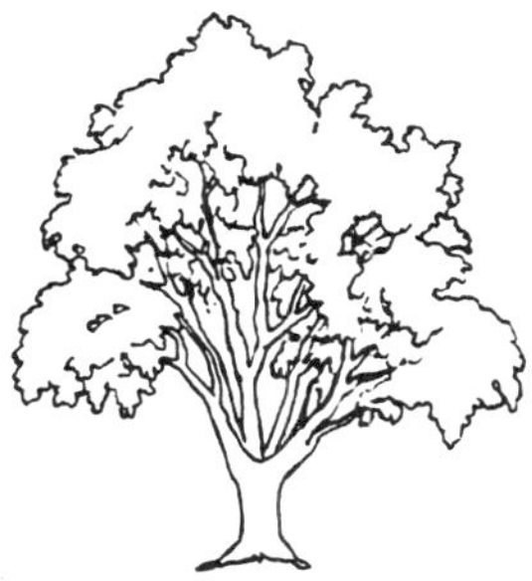
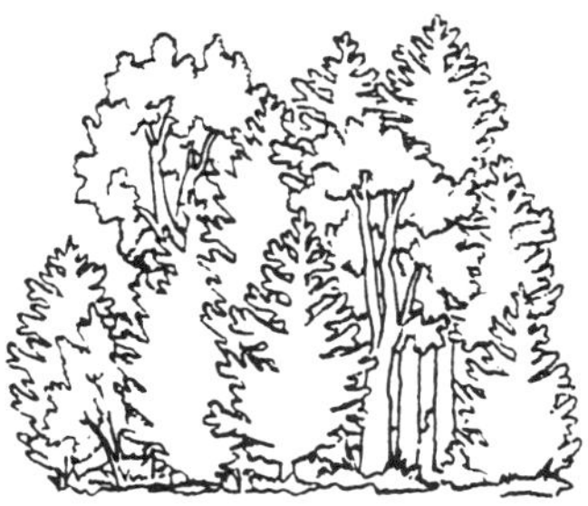
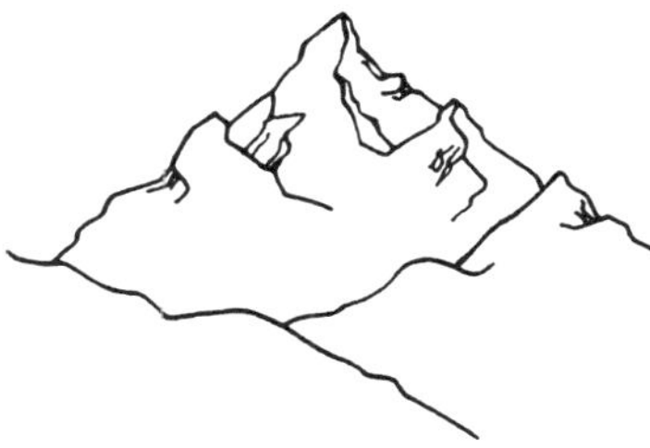

2 Nomen

A Bestimmter männlicher Artikel

Die ersten Bezeichnungen, die ein Kind lernt, sind die Namen von Menschen, Tieren und Dingen aus seiner Umwelt. Sie bilden die Substanz der ersten Mehrwortsätze. Das Geschlecht der Nomen wird durch die Artikel bezeichnet. Der richtige Gebrauch der Artikel verlangt vom Kind eine abstrakte Leistung und bereitet auch fremdsprachigen Kindern beim Erlernen der deutschen Sprache große Mühe.

Ziele

- Erweitern des Wortschatzes
- Einführen und Zuordnen des männlichen Artikels

Arbeit mit dem Blatt

Vorbereitung

- Bildseite 2 A auf Zeichenpapier kopieren und die Karten ausschneiden. Eine zweite Kopie dient als Legetafel.
- Die Deckkarten der Spielseite 1 bereitlegen.

Übungswörter

der Mann (der Vater), der Junge, der Clown, der Tisch, der Stuhl, der Schrank, der Elefant, der Papagei, der Hund, der Salat, der Apfel, der Blumenkohl, der Baum, der Wald, der Berg

Übungen

- Das Kind benennt die Nomen, die ihm bekannt sind, mit dem männlichen Artikel. Die Logopädin führt die dem Kind unbekannten Begriffe ein. Sie übt mit ihm, bis es alle Nomen mit dem männlichen Artikel bezeichnen kann.
- Die Logopädin vermischt die Karten und breitet sie mit der Bildseite nach unten auf dem Tisch aus. Das Kind deckt jeweils eine Karte auf. Es benennt sie (Artikel und Nomen) und legt sie an den entsprechenden Platz auf der Legetafel.

Artikel und Nomen vokalisieren

Beispiel:

d	e	r	P	a	p	a	g	ei	Artikel und Nomen
	e			**a**		**a**		**ei**	**vokalisieren**

Spiele

Kimspiel

Einer der Spielenden (das Kind oder die Logopädin) schließt die Augen. Der andere Spieler deckt ein Bild von Seite 2 A mit einer farbigen Deckkarte zu. Logopädin (bzw. Kind): "Was ist das?" Wer das Bild errät, darf die Deckkarte behalten. Sieger ist, wer am Schluss die meisten Deckkarten hat.

Variante 1

Es werden zwei, drei oder vier Nomen gleichzeitig mit farbigen Deckkarten zugedeckt.

Variante 2

Es werden alle ausgeschnittenen Bildkarten mit den farbigen Deckkarten zugedeckt. Wer ein Nomen errät, bekommt das Bild. Bei falscher Benennung wird das Bild wieder zugedeckt und darf erst in der übernächsten Runde wieder benannt werden. Wer die meisten Bilder sammeln kann, hat gewonnen.

2 Nomen

B Bestimmter weiblicher Artikel

2 B

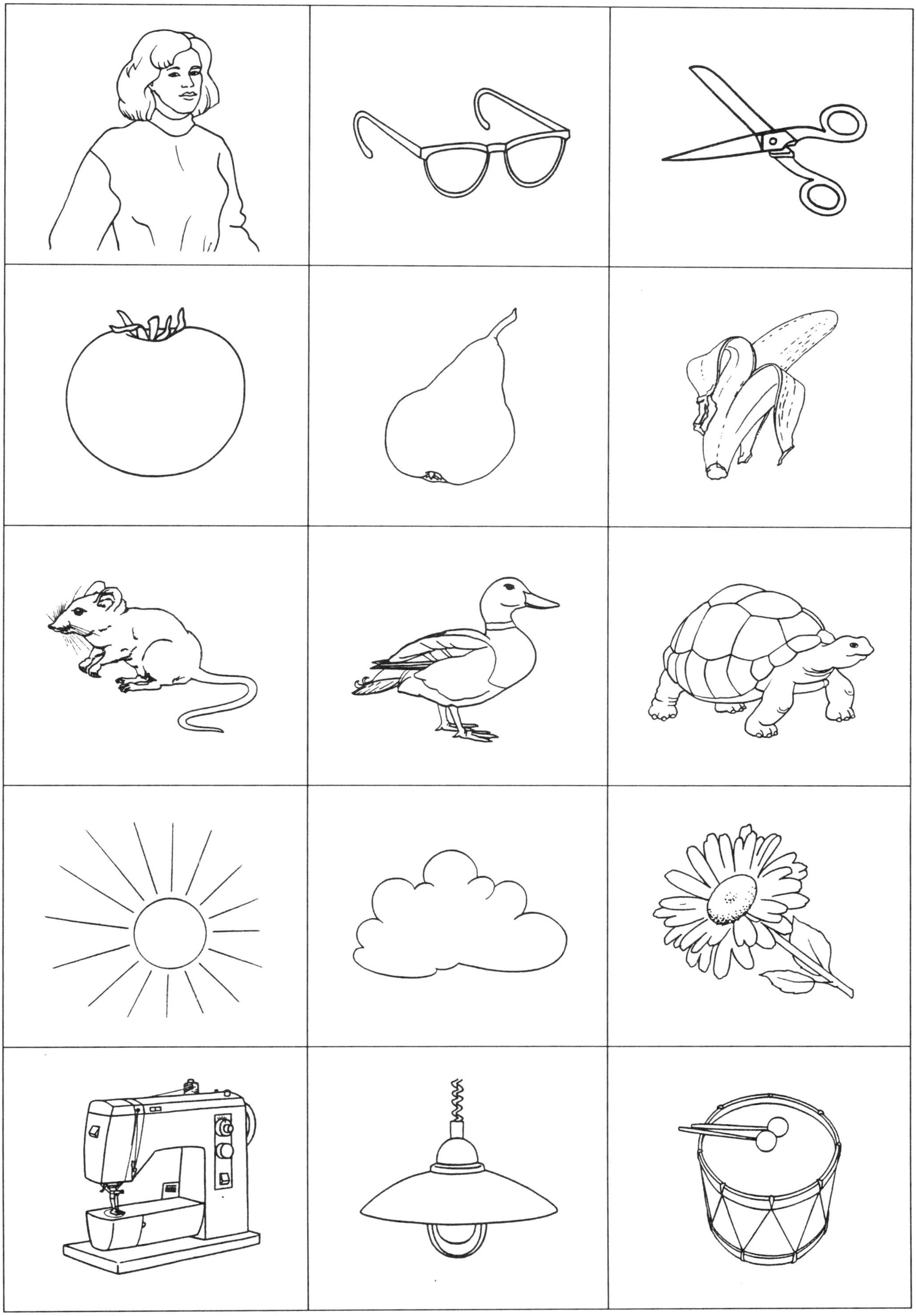

2 Nomen

B Bestimmter weiblicher Artikel

Die sprachliche Verwendung des bestimmten weiblichen Artikels wird dem Kind am besten verständlich, wenn man ihn vorerst im hinweisenden Sinn gebraucht, da sich die bestimmten Artikel aus dem Demonstrativpronomen entwickelt haben.

Ziele

- Einführen und Zuordnen des weiblichen Artikels
- Differenzierung des männlichen und weiblichen Artikels

Arbeit mit dem Blatt

Vorbereitung

- Die Bildseite 2 B auf Zeichenpapier kopieren und die Karten ausschneiden.
  Eine zweite Kopie dient als Legetafel.
- Einen Farbwürfel und sechs farbige Deckkarten (Spielseite 1, Farben entsprechend dem Farbwürfel) bereitlegen.

Übungswörter

die Frau (die Mutter), die Brille, die Schere, die Tomate, die Birne, die Banane, die Maus, die Ente, die Schildkröte, die Sonne, die Wolke, die Blume, die Nähmaschine, die Lampe, die Trommel

Übungen

- Das Kind benennt alle Gegenstände, die ihm bekannt sind, mit dem weiblichen Artikel. Die Logopädin ergänzt und erklärt die übrigen Wörter.
- Das Kind benennt anhand der Karten die Gegenstände ohne Hilfe und legt jeweils die Bilder auf den entsprechenden Gegenstand der Legetafel.
- Die Karten mit den weiblichen und männlichen Nomen werden gemischt. Das Kind soll die offen daliegenden Wörter mit dem Artikel benennen. Die Bilder werden anschließend nach männlichen und weiblichen Artikel sortiert.

Artikel und Nomen vokalisieren

Beispiel:

d ie	T o m a t e	Artikel und Nomen
i	**o a e**	**vokalisieren**

Spiel

Farbwürfelspiel

Alle Bilder liegen offen auf dem Tisch. Mit den Deckkarten werden sechs beliebige Bildkarten zugedeckt. Nun werden reihum Farben gewürfelt. Der jeweilige Spieler muss erraten, welches Bild unter der gleichfarbigen Deckkarte versteckt ist. Wenn ihm dies gelingt, bekommt er das Bild und darf mit der frei gewordenen Deckkarte ein weiteres Bild zudecken. Falsch benannte Bilder werden wieder zugedeckt und der betreffende Spieler geht in dieser Runde leer aus. Würfelt der nächste Spieler zufällig anschließend die gleiche Farbe, muss er den Wurf wiederholen, bis er eine andere Farbe würfelt. Sieger ist, wer im Laufe des Spiels die meisten Bilder sammeln kann.

Variante

Das Farbwürfelspiel kann auch mit den gemischten männlichen und weiblichen Nomen (insgesamt 30 Karten) gespielt werden.

2 Nomen

C Bestimmter sächlicher Artikel

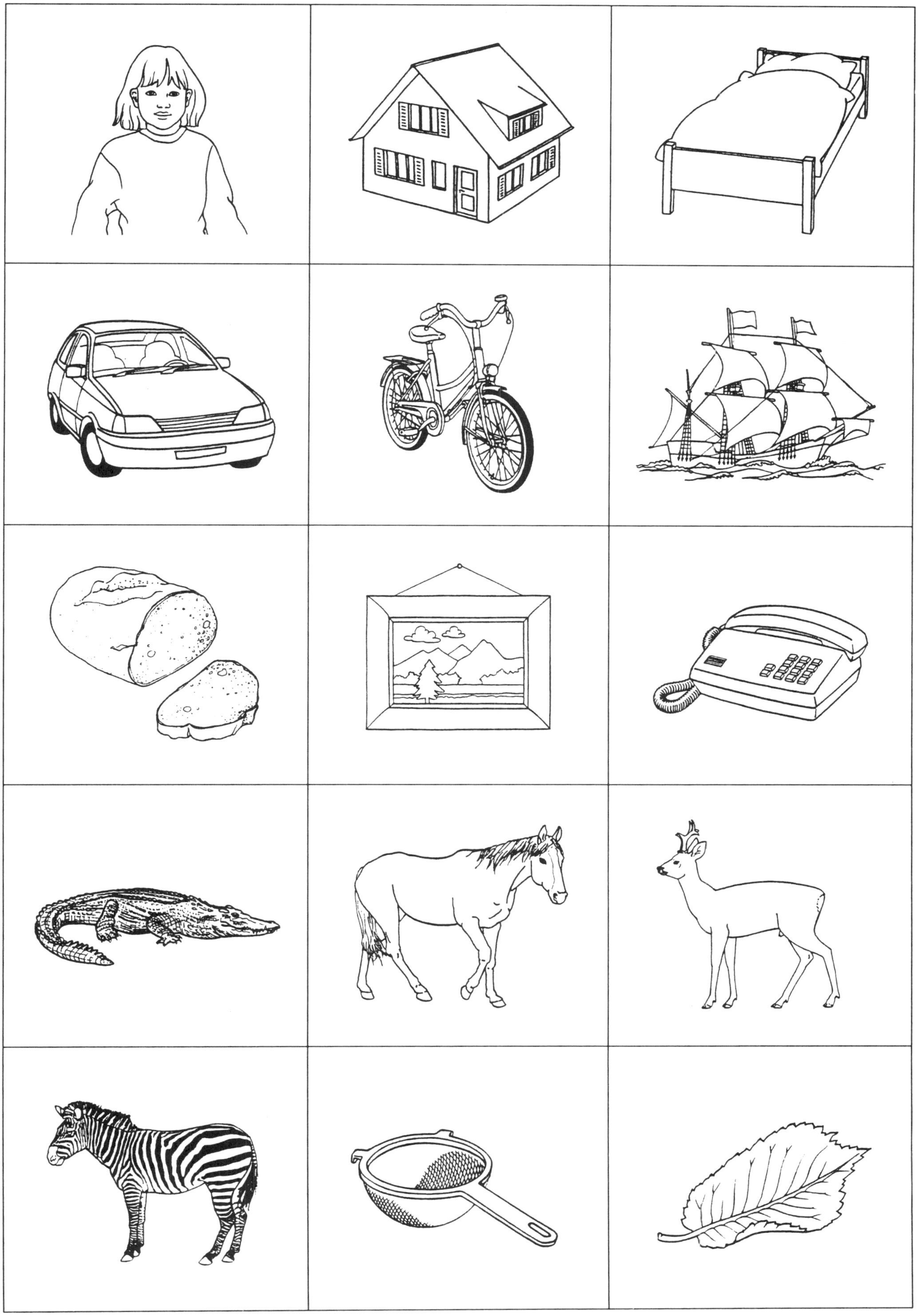

C Bestimmter sächlicher Artikel

Der sächliche Artikel bereitet vor allem fremdsprachigen Kindern Mühe, da viele europäische Sprachen nur männliche und weibliche Artikel unterscheiden.

Ziele

- Einführen und Zuordnen des sächlichen Artikels
- Zuordnen der entsprechenden Artikel bei den eingeübten Nomenbildern
- Fördern der sprachlichen Konzentrationsfähigkeit durch das Memospiel

Arbeit mit dem Blatt

Vorbereitung

- Bildseite 2 C zweimal auf Zeichenpapier kopieren und die Bilder ausschneiden (Vorbereitung für das Memospiel).
- Die Bildkarten 2 A und 2 B bereitlegen.

Übungswörter

das Mädchen, das Haus, das Bett, das Auto, das Fahrrad, das Schiff, das Brot, das Bild, das Telefon, das Krokodil, das Pferd, das Reh, das Zebra, das Sieb, das Blatt

Übungen

- Das Kind benennt die Nomen mit den sächlichen Artikeln. Die Logopädin legt auf jedes richtig benannte Bild eine Spielmünze. Sie führt unbekannte Begriffe ein und erklärt sie.
- Das Kind benennt die Abbildungen der Gegenstände auf Bildseite 2 C ohne Hilfe.

Artikel und Nomen vokalisieren

Beispiel:

d a s	K r o k o d i l	Artikel und Nomen
a	**o o i**	**vokalisieren**

Spiele

Memo

Die doppelt vorhandenen Bildkarten 2 C mit den sächlichen Nomen werden verdeckt auf den Tisch gelegt. Bei jedem Wenden der Karten benennt das Kind bzw. die Logopädin die Gegenstände mit dem sächlichen Artikel. Wer zwei zusammengehörende Karten gefunden hat, darf nochmals zwei Karten aufdecken. Ungleiche Karten müssen verdeckt an denselben Platz zurückgelegt werden. Sieger ist, wer am Schluss des Spiels die meisten Kartenpaare hat.

Wie heißt der richtige Artikel?

Die Logopädin mischt die insgesamt 45 Karten der Bildseiten 2 A, 2 B und 2 C und legt sie in Reihen geordnet offen auf den Tisch. Das Kind nimmt die erste Karte in die Hand und benennt den abgebildeten Gegenstand mit dem richtigen Artikel. Richtig benannte Bilder darf es behalten, falsch benannte muss es zurücklegen. Es werden so viele Umgänge gespielt, bis alle Karten in drei Reihen, nach Artikel sortiert (männlich, weiblich, sächlich), abgelegt sind.
Falsch benannte Bilder werden aus dem Spiel genommen und nach dem letzten Umgang noch einmal richtig benannt. Dann werden sie gemischt und in einem Schlussumgang auch noch den entsprechenden Reihen zugeordnet.

D Alle drei bestimmten Artikel gemischt

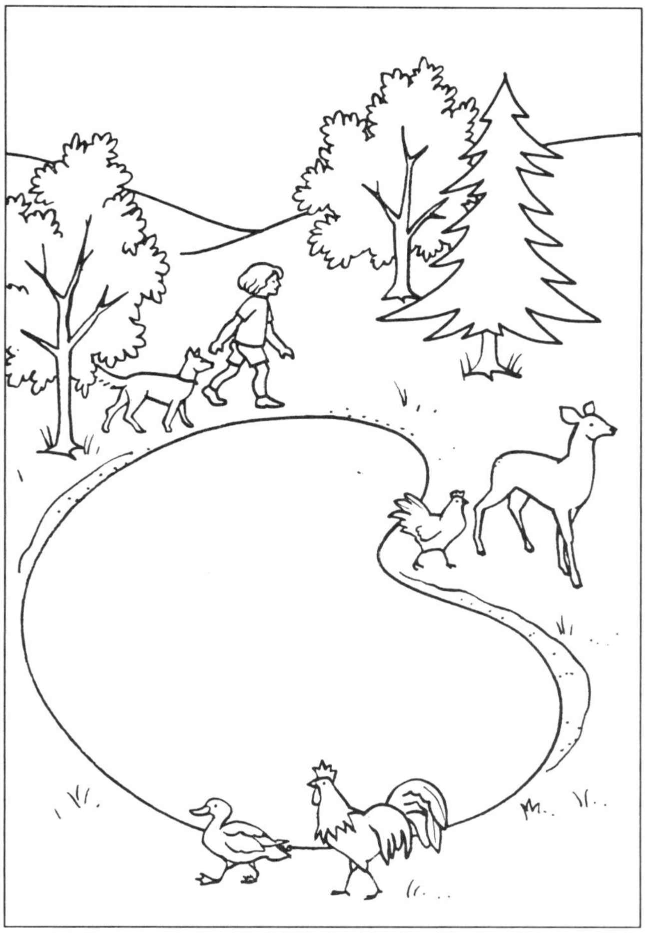

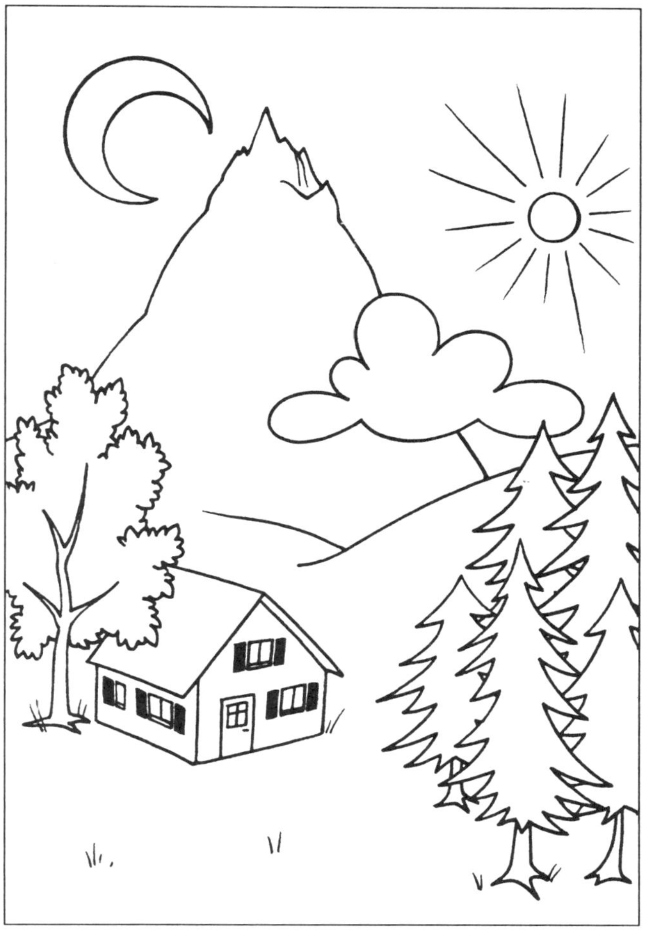

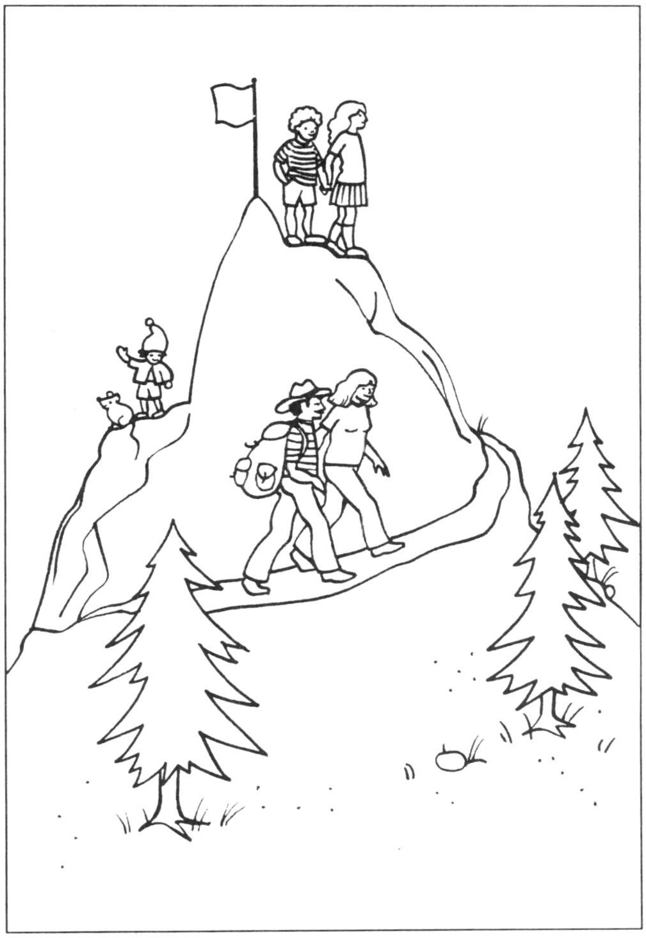

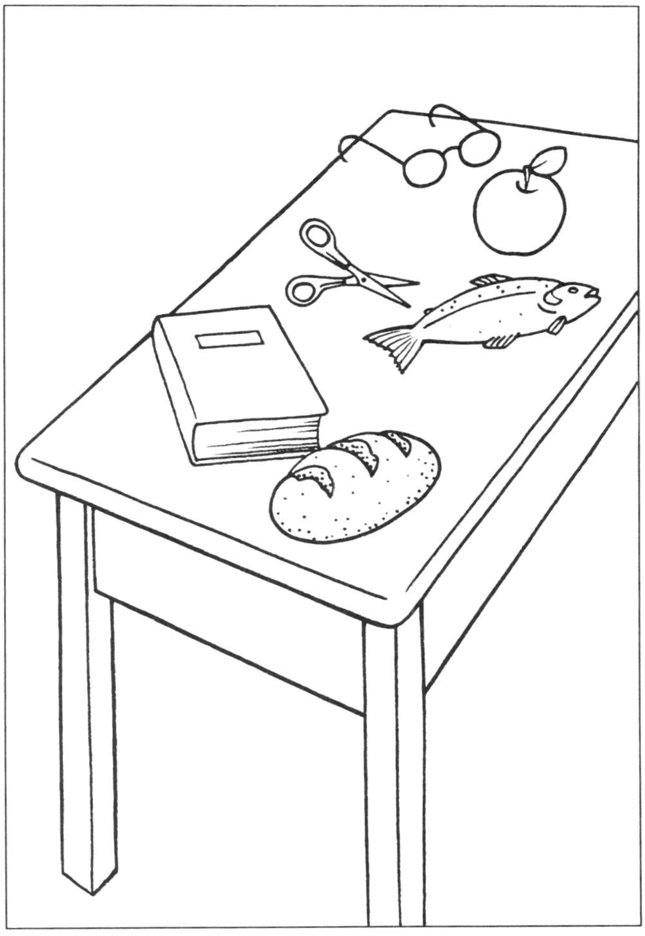

2 Nomen

D Alle drei bestimmten Artikel gemischt

Das Zuordnen der drei bestimmten Artikel zu den entsprechenden Nomen ist für sprachschwache und fremdsprachige Kinder schwierig. Anhand kurzer Reime ist das Erlernen der Artikel neuer Wörter etwas einfacher. Die Reimform unterstützt das Einprägen neuer Nomen mit den dazugehörenden Artikeln.

Ziele

- Auswendiglernen einer kurzen Wortfolge
- selbstständiges Ordnen der Bilder entsprechend den Reimen

Arbeit mit dem Blatt

Vorbereitung

- Die Bildseite 2 D auf Normalpapier kopieren und in die vier Teile zerschneiden.
- Buntstifte bereitlegen.
- Die farbige Spielseite 2 in die Puzzleteile zerschneiden.

Übungswörter

Der Hund und das Kind, das Huhn und das Reh, der Hahn und die Ente spazieren am See.
Der Mond und die Sonne, der Baum und das Haus, die Wolke, der Wald – die Geschichte ist aus.
Der Knabe, das Mädchen, die Maus und der Zwerg, die Frau und der Mann, die sind auf dem Berg.
Die Brille, der Apfel, die Schere, der Fisch, das Buch und das Brot, die sind auf dem Tisch.

Übungen

- Das Kind benennt die Nomen des ersten Reimes mit den Artikeln. Die Logopädin spricht den Reim vor, das Kind verbindet die genannten Abbildungen fortlaufend mit einem Buntstift. Es spricht den Vers anhand der Bilder. Nun wird geübt, bis das Kind den Reim anhand der Bilder ohne Hilfe aufsagen kann. Die drei anderen Verse werden ebenso erarbeitet.

Reime vokalisieren

Beispiel:

D e r   H u n d   u n d   d a s   K i n d,
e   u   u   a   i
d a s   H u h n   u n d   d a s   R e h,
a   u   u   a   e
d e r   H a h n   u n d   d ie   E n t e
e   a   u   i   e   e
sp a z ie r e n   a m   S ee
a   i   e   a   e

Spiele

Reimpuzzles

- Die Logopädin mischt die Puzzleteile des ersten Reimes (farbige Spielseite 2). Das Kind setzt sie zum ursprünglichen Rechteck zusammen und spricht den ganzen Vers.
- Die Logopädin legt die Puzzleteile in der richtigen Reihenfolge mit der Bildseite nach unten auf den Tisch. Das Kind versucht, den Vers zu sprechen und darf zur Kontrolle bei jedem genannten Nomen ein Puzzleteil wenden.
- Es werden alle Puzzleteile des ersten Reims in der Reihenfolge des Verses verdeckt auf den Tisch gelegt. Logopädin: "Wie heißt das fünfte Bild?" "Wie heißt das dritte Bild?" Wenn die Antwort mit dem aufgedeckten Puzzleteil übereinstimmt, wird es offen auf die Spielfläche gelegt, ist die Antwort falsch, wird es wieder verdeckt zurückgelegt. Es wird gespielt, bis alle Teile mit der Bildseite nach oben zusammengesetzt sind. Mit den anderen Reimpuzzles wird auf die gleiche Art und Weise gespielt.

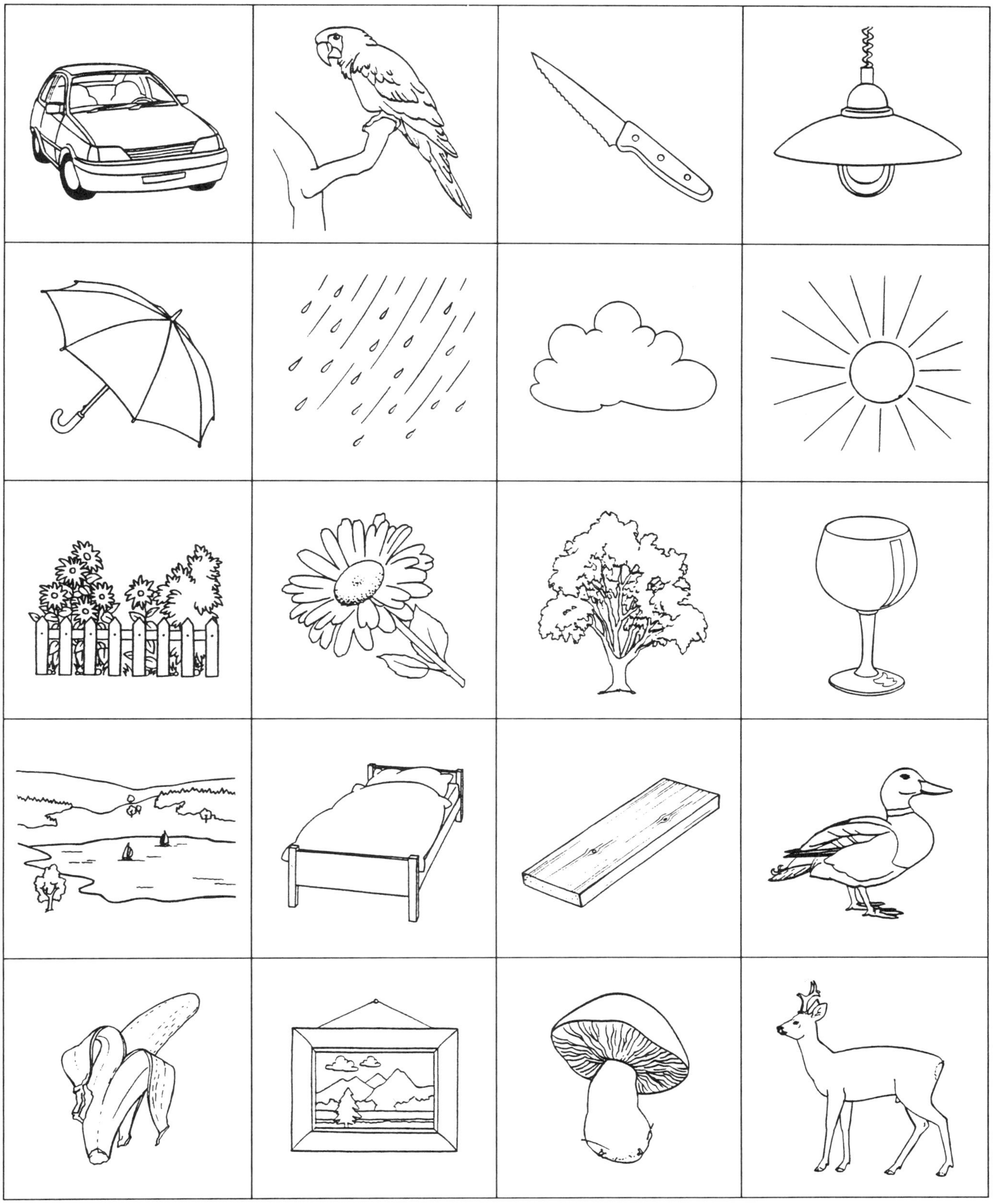

2 Nomen

E Differenzierung der drei Artikel – Unbestimmter Artikel

Gleichzeitig mit der Differenzierung der drei bestimmten Artikel können mit denselben Nomen die unbestimmten Artikel eingeführt werden. In gewissen Gegenden der Schweiz unterscheidet man in der Mundart nur die unbestimmten weiblichen und männlichen Artikel, und diese noch je nach Region unterschiedlich. Die sächlichen Artikel werden vielerorts nicht verwendet. Deshalb wird hier auf eine detaillierte Differenzierung der unbestimmten Artikel verzichtet. Jede Logopädin kann anhand der vorgegebenen Nomen die in ihrer Landesgegend üblichen unbestimmten Artikel erarbeiten.

Ziele

- Festigen der drei bestimmten Artikel bei verschiedenen Nomen
- Einführen der unbestimmten Artikel

Arbeit mit dem Blatt

Vorbereitung

- Bildseite 2 E zweimal auf Zeichenpapier kopieren und alle Kärtchen ausschneiden.
- Eine Kopie auf Normalpapier anfertigen.
- Buntstifte bereitlegen.

Übungswörter

das Auto, der Papagei, das Messer, die Lampe, der Schirm, der Regen, die Wolke, die Sonne, der Garten, die Blume, der Baum, das Glas, der See, das Bett, das Brett, die Ente, die Banane, das Bild, der Pilz, das Reh

Übungen

- Das Kind nennt die Nomen mit den Artikeln. Zur Vereinfachung kann die Logopädin für die drei Artikel verschiedene Farben oder Formen verwenden. Eine Serie der Bildkarten wird nach Artikeln in drei Reihen geordnet (männlich, weiblich, sächlich).
- Die Logopädin führt die in ihrer Landesgegend üblichen unbestimmten Artikel ein. Das Kind sortiert die Bildkarten nach den unbestimmten Artikeln.
- Aus zwei Nomen wird ein kurzer Satz gebaut. Beispiele: "Im Garten wächst eine Blume." "Der Papagei sitzt an der Sonne." Die verwendeten Wörter werden auf dem Blatt markiert.

Sätze vokalisieren

Beispiel:

I m	G a r t e n	w ä ch st	ei n e	B l u m e	Übungssatz
i	**a e**	**ä**	**ei e**	**u e**	**vokalisieren**

Spiele

Bilder vertauschen

Wenn die Kärtchen nach Artikeln geordnet sind, schließt das Kind die Augen. Die Logopädin vertauscht zwei und später eventuell auch mehr Bilder. Das Kind soll herausfinden, welche Bilder vertauscht wurden. Es benennt sie mit dem Artikel und darf sie behalten, wenn es die Artikel richtig genannt hat. Dann werden die Rollen getauscht. Wer kann mehr Bilder sammeln, das Kind oder die Logopädin?

Memo

Wir spielen Memo mit allen Kärtchen. Wer die meisten Paare findet, hat gewonnen.

3 Oberbegriffe

A Oberbegriffe 1

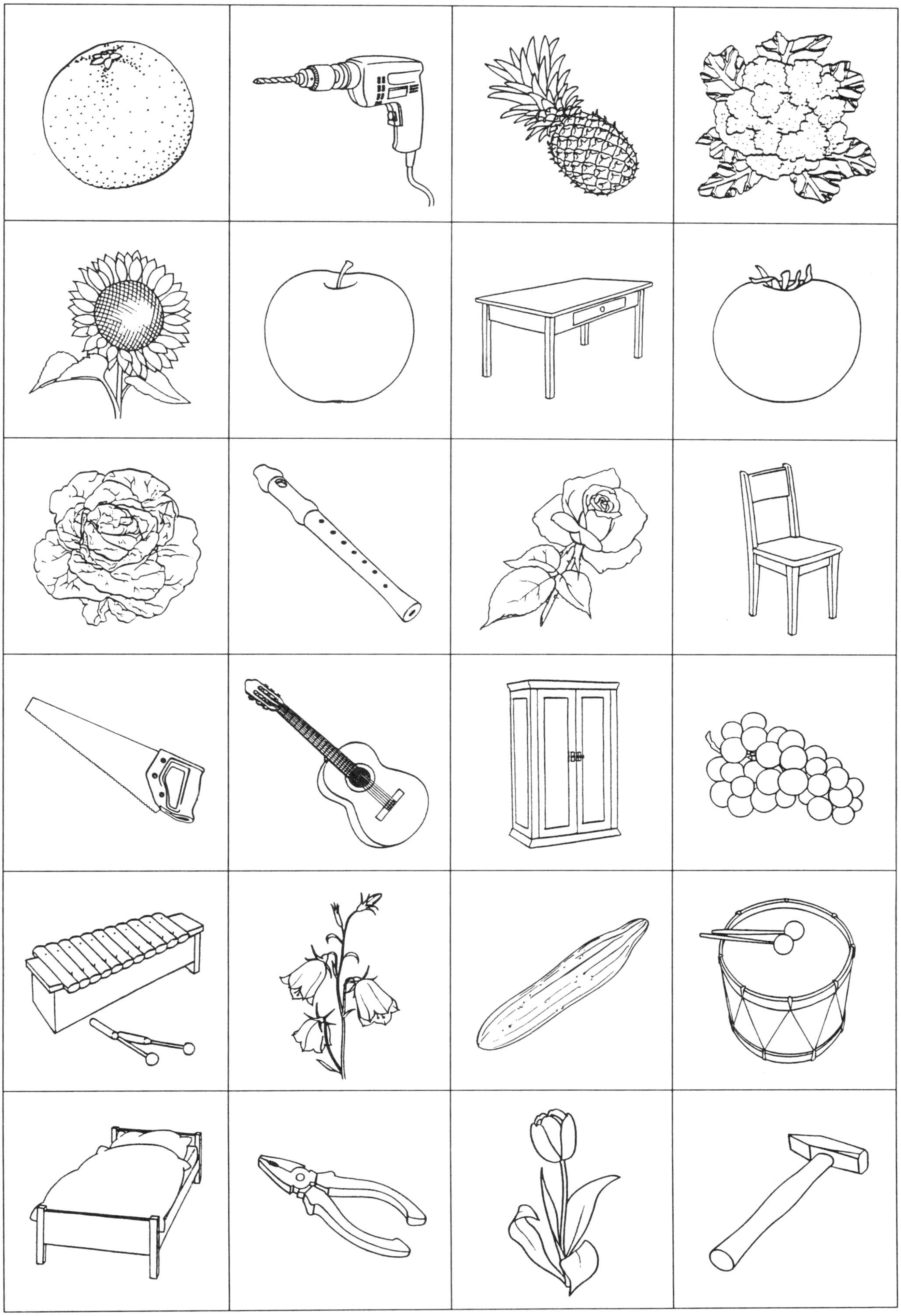

3 Oberbegriffe

A Oberbegriffe 1

Das Zuordnen von Begriffen zu Oberbegriffen erfordert vom Kind abstraktes Denken. Oberbegriffe werden in der Umgangssprache häufig gebraucht. Es ist deshalb wichtig, dass das Kind viele Oberbegriffe kennenlernt und diese auch aktiv verwenden kann.

Ziele

- Erlernen der Oberbegriffe
- Erweitern des Wortschatzes
- Festigen der Oberbegriffe

Arbeit mit dem Blatt

Vorbereitung

- Bildseite 3 A auf Normalpapier kopieren.
- Sechs verschiedene Bunt- oder Filzstifte bereitlegen.
- Die Kärtchen der Spielseite 3 (Oberbegriffe und Gegenstände) ausschneiden.

Übungswörter

Früchte:	eine Orange, eine Ananas, ein Apfel, eine Traube
Blumen:	eine Sonnenblume, eine Rose, eine Glockenblume, eine Tulpe
Gemüse:	ein Blumenkohl, ein Kopfsalat, eine Tomate, eine Gurke
Werkzeug:	eine Bohrmaschine, eine Säge, eine Zange, ein Hammer
Musikinstrumente:	eine Flöte, eine Gitarre, ein Xylophon, eine Trommel
Möbelstücke:	ein Tisch, ein Stuhl, ein Schrank, ein Bett

Übungen

- Das Kind benennt die Bilder. Die Logopädin ergänzt die Begriffe, die ihm unbekannt sind. Es wird geübt, bis das Kind alle abgebildeten Dinge kennt.
- Die Logopädin fordert das Kind auf, alle Blumen auf dem Blatt zu zeigen und zu benennen (Rose, Tulpe, Glockenblume, Sonnenblume). Anschließend umrahmt das Kind die vier Blumen mit einer Farbe. Mit den weiteren Oberbegriffen wird auf die gleiche Weise verfahren.
- Die Logopädin dreht das Blatt um.
  Logopädin: "Kannst du mir vier Blumen nennen?"
  Es dürfen, aber es müssen nicht dieselben Blumen sein wie auf dem Blatt.
  Die anderen Oberbegriffe werden auf die gleiche Art und Weise erarbeitet.

Unbestimmte Artikel und Nomen konsonantieren

Beispiel:

n	**r s**	**konsonantieren**
ei n e	R o s e	unbestimmter Artikel und Nomen

Spiele

Zuordnungsspiel

Die Logopädin legt die Karten mit den Oberbegriffen 1 (Spielseite 3) sowie die Karten mit den Gegenständen geordnet auf den Tisch. Das Kind sucht die Früchte, Gemüse usw., die zu den entsprechenden Oberbegriffen gehören.

Variante 1

Die Logopädin legt die Karten mit den Oberbegriffen und den Gegenständen in Reihen offen auf den Tisch. Nachdem sich das Kind die Reihenfolge der Oberbegriffe gut eingeprägt hat, werden diese Karten gewendet. Das Kind sucht nun die Karten mit den zugehörigen Gegenständen.
Kind: "Zum Gemüse gehören der Salat, die Tomate, die Gurke und der Blumenkohl." Es dreht die Karte, auf der es den passenden Oberbegriff vermutet, kurz um und prüft, ob es richtig geraten hat.

Variante 2

Die Logopädin legt die Karten mit den Oberbegriffen und die Bilder mit den Gegenständen offen, in Reihe geordnet, auf den Tisch. Das Kind benennt die Bilder einzeln und dreht sie um. Nun versucht es sich zu erinnern, an welchem Platz die Gegenstände liegen und dreht nach dem Benennen die vermeintlich richtige Karte um. Hat es richtig geraten, wird sie zum passenden Oberbegriff gelegt. Wenn nicht, wird die Karte aus dem Spiel genommen. Wie viele Bilder hat das Kind am Schluss des Spiels gesammelt?

3 Oberbegriffe

B Oberbegriffe 2

3 B

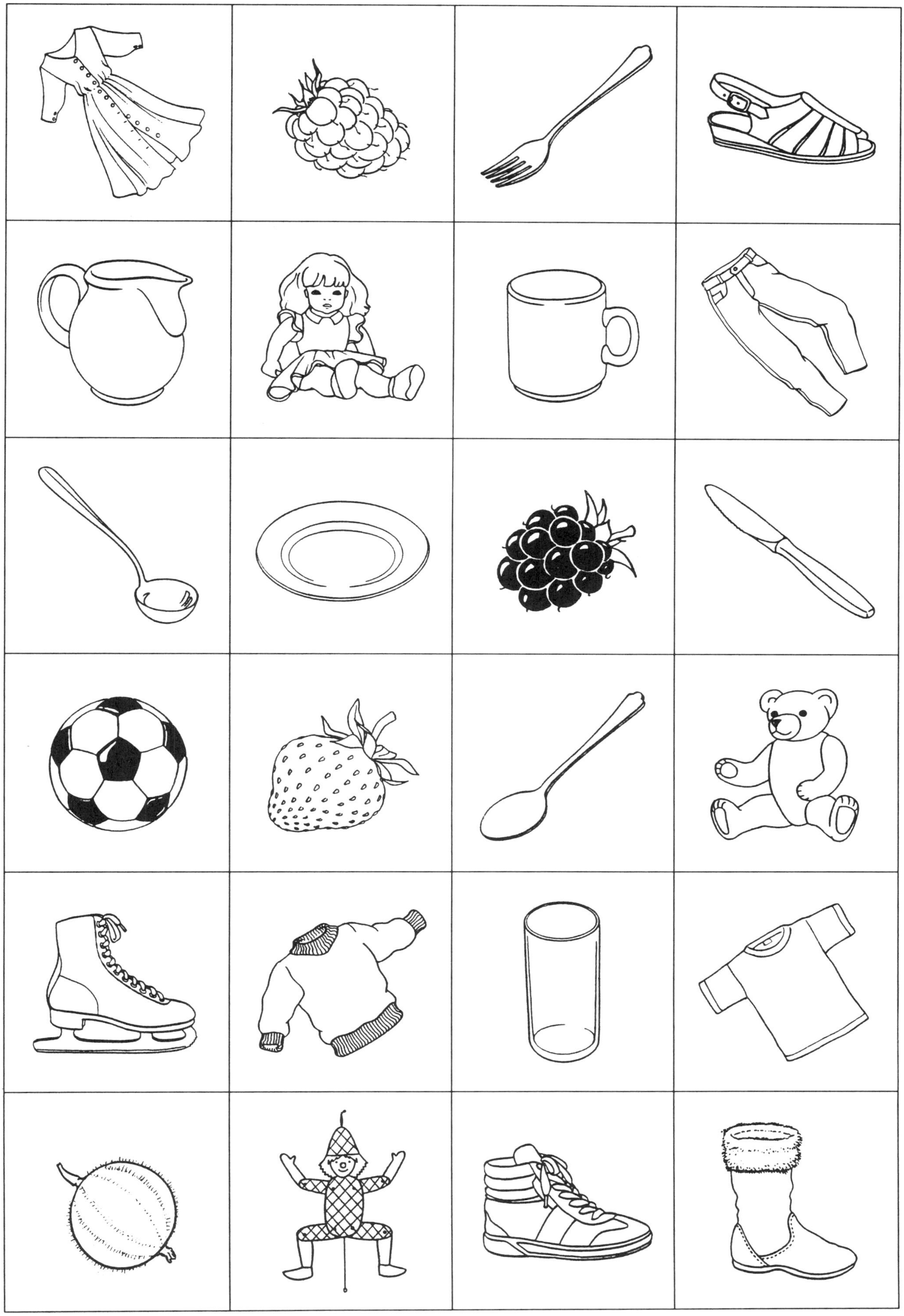

A Oberbegriffe 2

Weitere alltägliche Oberbegriffe werden erarbeitet, damit das Kind diese in der Umgangssprache aktiv verwenden kann.

Ziele

- Erlernen weiterer Oberbegriffe
- Festigen der neuen Oberbegriffe

Arbeit mit dem Blatt

Vorbereitung

- Bildseite 3 B auf Normalpapier kopieren.
- Sechs verschiedene Bunt- oder Filzstifte bereitlegen.
- Die Kärtchen der Spielseite 4 (Oberbegriffe und Gegenstände) ausschneiden.

Übungswörter

Kleider:	ein Kleid, eine Hose, ein Pullover, ein T-Shirt
Geschirr:	ein Krug, eine Tasse, ein Teller, ein Trinkglas
Besteck:	eine Gabel, ein Schöpflöffel, ein Messer, ein Löffel
Spielsachen:	eine Puppe, ein Fußball, ein Teddybär, ein Hampelmann
Schuhe:	eine Sandale, ein Schlittschuh, ein Turnschuh, ein Stiefel
Beeren:	eine Himbeere, eine Brombeere, eine Erdbeere, eine Stachelbeere

Übungen

- Das Kind benennt die Bilder. Die Logopädin ergänzt die Begriffe, die ihm unbekannt sind. Es wird geübt, bis das Kind alle abgebildeten Dinge kennt.
- Die Logopädin fordert das Kind auf, alle Kleider auf dem Blatt zu zeigen (Hose, Kleid, Pullover, T-Shirt). Anschließend umrahmt das Kind die vier Bilder mit den Kleidern mit einer Farbe.
- Die Logopädin dreht das Blatt um.
  Logopädin: "Kannst du mir vier Spielsachen nennen?"
  Es dürfen, aber es müssen nicht dieselben Spielsachen sein wie auf dem Blatt.
  Die anderen Oberbegriffe werden auf die gleiche Art und Weise erarbeitet.

Unbestimmte Artikel und Nomen konsonantieren

Beispiel:

n	**g b l**	**konsonantieren**
ei n e	G a b e l	unbestimmter Artikel und Nomen

Spiele

Umdrehspiel

Vorübung: Das Kind legt die drei passenden farbigen Gegenstände zum entsprechenden Oberbegriff (Spielseiten 3 und 4).
Beispiel: Spielsachen: Puppe, Hampelmann, Teddybär.
Die anderen Oberbegriffe und die dazugehörigen Kärtchen werden auf die gleiche Art und Weise erarbeitet.

Das Kind und die Logopädin wählen nun je vier Karten mit Oberbegriffen aus und legen sie offen auf den Tisch. Die übrigen Oberbegriffe werden zum Spielen benötigt.
Die gut gemischten Karten mit den einzelnen farbigen Abbildungen werden verdeckt in Reihen geordnet auf den Tisch gelegt. Das Kind dreht eine Karte um und sagt, wenn z. B. der Salat darauf zu sehen ist: "Der Salat passt zu meinem Gemüse." Es darf die Karte zum Gemüsebild legen und eine weitere Karte aufdecken. Passt die Karte zu keinem seiner Oberbegriffe, sagt das Kind: "Ich brauche kein Gemüse." Es legt das Kärtchen wieder verdeckt auf denselben Platz zurück. Diese Karte darf frühestens in der übernächsten Runde wieder aufgedeckt werden. Wer zuerst die 12 passenden Kärtchen zu seinen Oberbegriffen gefunden hat, hat gewonnen.

A Verben im Infinitiv 1

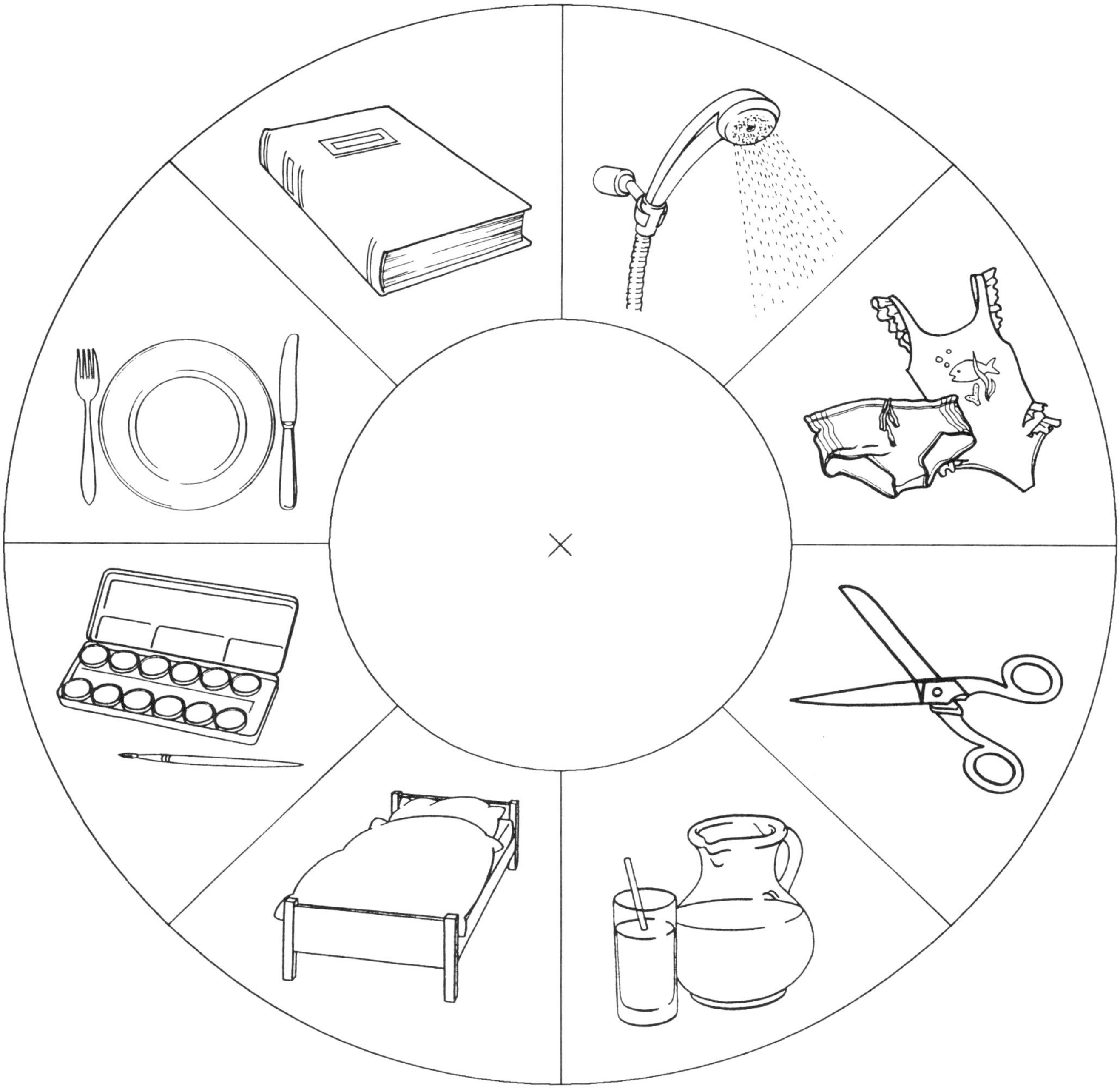

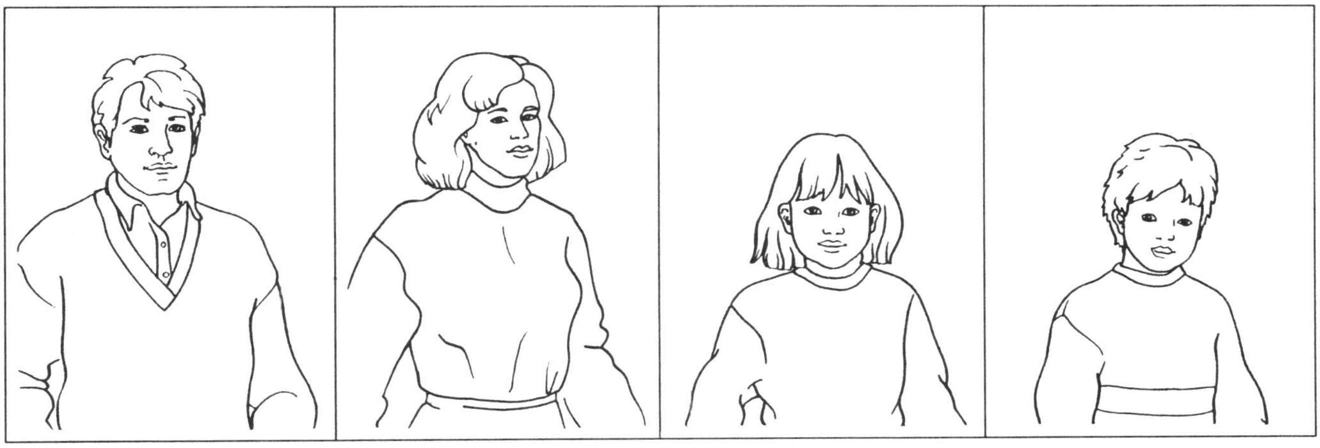

4 Verben

A Verben im Infinitiv 1

Die ersten Verben und Verbformen, die das Kind verwendet, sind die Modalverben und der Infinitiv. Das Modalverb modifiziert (beschreibt) die Art und Weise eines Geschehens (wollen, müssen, dürfen, sollen, können, mögen).
Mit den Modalverben können schon viele Sätze gebildet werden. Wenn ein Verb mit einem Modalverb zusammen verwendet wird, bleibt es bei korrekter Satzbildung im Infinitiv. Beispiel: "Ich möchte (muss, kann, darf, will, soll, mag) schwimmen." Dies gilt auch für die Verbindung des Verbs mit dem Wort "tun", diesem den Hilfszeitverben "haben und "sein" nahe stehenden Wort. Sätze mit dem Verb "tun" sind für das Kind leichter zu bilden, werden aber nur im Schweizerdeutschen verwendet. Mit dem Modalverb und dem Verb im Infinitiv können hingegen auch in der Schriftsprache korrekte Sätze geübt werden. Die kleinkindlichen "tun"-Sätze sollte man vermeiden, da sie später mühsam durch Sätze mit konjugierten Verben ersetzt werden müssen.
Die Tätigkeiten auf den fünf Verbenscheiben werden durch Gegenstände dargestellt. Die Logopädin fragt, indem sie auf die Badeanzüge zeigt: "Was möchte Tina machen?" Kind: "Tina möchte schwimmen."

Ziel

- Bilden von ersten einfachen Sätzen mit Modalverb und Verb

Arbeit mit dem Blatt

Vorbereitung

- Bildseite 4 A auf Normalpapier kopieren.
  Die Deckscheibe der Spielseite 5 mit der ausgeschnittenen und auf ein Stück Karton aufgeklebten Verbenscheibe mittels einer Musterklammer zusammenheften.
- Die Personenbilder ausschneiden.
- Spielmünzen bereitlegen.

Übungssätze

Tina möchte essen. Tina möchte lesen. Tina möchte duschen. Tina möchte schwimmen. Tina möchte schneiden. Tina möchte trinken. Tina möchte schlafen. Tina möchte malen (muss, kann, darf, will, soll, mag).

Übungen

- Das Kind sieht im Scheibenausschnitt jeweils nur *eine* Tätigkeit (Teller, Messer und Gabel → "essen"). Die Verben werden benannt und unbekannte Verben handelnd erklärt. Das Kind dreht die Scheibe weiter, nachdem es eine Tätigkeit benannt hat.

- Das Kind darf aus den Personenbildern ein Familienmitglied (Vater, Mutter, Tina oder Martin) auswählen und die Tätigkeit zuordnen. Es wählt z. B. Tina aus. Alle Verben werden also Tina zugeordnet.
  Die Logopädin zeigt auf den Krug und das Glas: "Was möchte Tina machen ?"
  Kind: "Tina möchte trinken."

- Zuerst werden die Übungssätze mit nur einem Modalverb konsequent durchgesprochen, dann können die Modalverben variiert werden.

Verben im Infinitiv vokalisieren

Beispiel:

t r i n k e n	Verb im Infinitiv
i e	**vokalisieren**

Spiel

Ratespiel

Wenn dem Kind die Tätigkeiten bekannt sind, wird ihm ein Ausschnitt (z. B. Krug und Glas → "trinken") gezeigt. Abwechselnd müssen nun das Kind bzw. die Logopädin raten, welche Tätigkeit das nächste Feld zeigt. Wer die richtige Tätigkeit nennen kann, bekommt eine Spielmünze. So wird abwechselnd gespielt. Wer mehr Tätigkeiten erraten bzw. Spielmünzen sammeln kann, hat gewonnen.

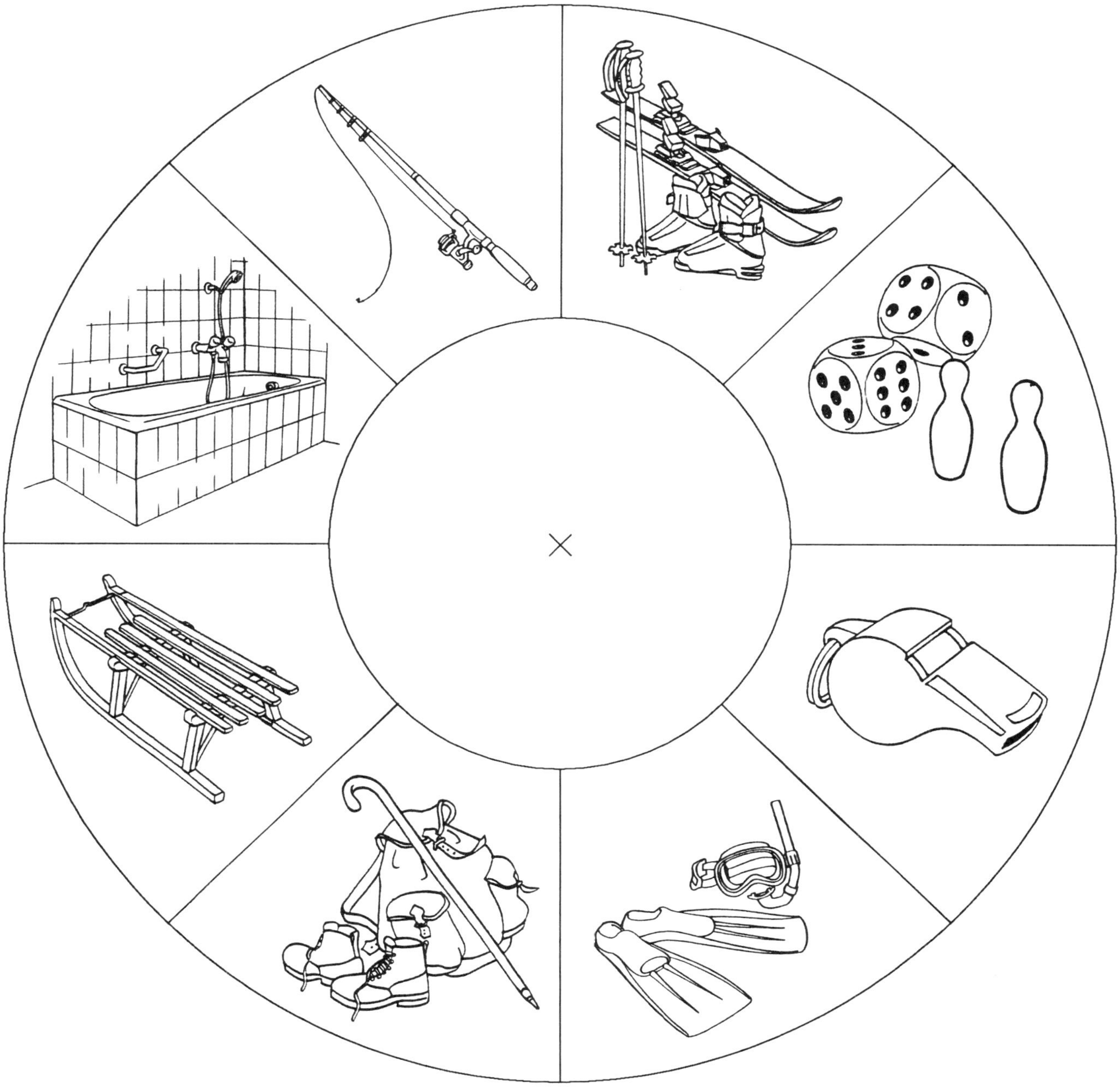

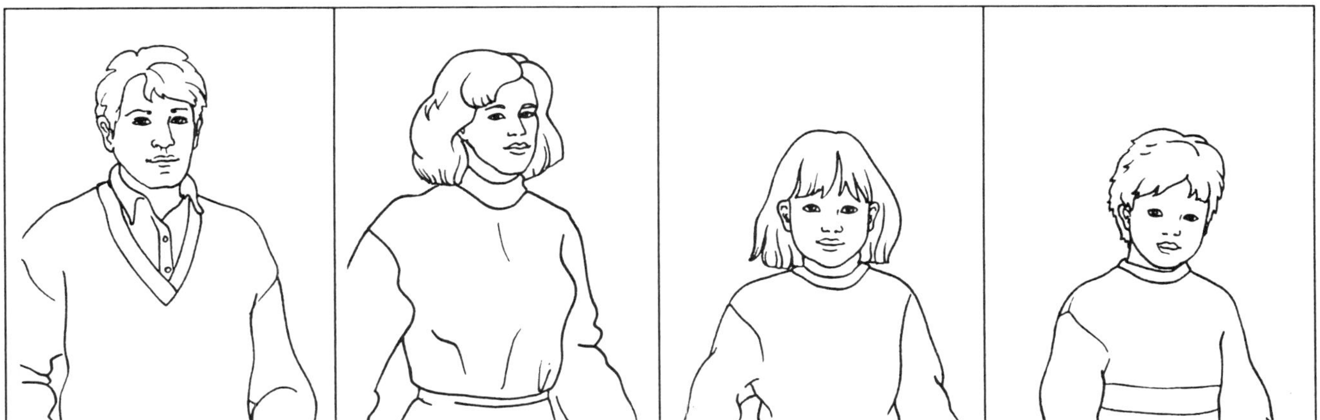

4 Verben

B Verben im Infinitiv 2

Ziele
- Erweitern des Wortschatzes
- Bilden von einfachen Sätzen mit Modalverb und Verb

Arbeit mit dem Blatt

Vorbereitung
- Bildseite 4 B auf Normalpapier kopieren.
  Die Deckscheibe der Spielseite 5 mit der ausgeschnittenen und auf ein Stück Karton aufgeklebten Verbenscheibe mittels einer Musterklammer zusammenheften.
- Die Personenbilder ausschneiden.
- Spielmünzen bereitlegen.

Übungssätze
Martin möchte baden. Martin möchte angeln. Martin möchte Ski fahren. Martin möchte spielen. Martin möchte pfeifen. Martin möchte tauchen. Martin möchte wandern. Martin möchte schlitteln (rodeln). (muss, kann, darf, will, soll, mag).

Übungen
- Das Kind sieht im Scheibenausschnitt jeweils nur eine Tätigkeit (Badewanne → "baden"). Die Verben werden benannt und unbekannte Verben handelnd erklärt. Das Kind dreht die Scheibe weiter, nachdem es eine Tätigkeit benannt hat.

- Das Kind darf aus den Personenbildern ein Familienmitglied (Vater, Mutter, Tina oder Martin) auswählen und den Tätigkeiten zuordnen. Es wählt z. B. Martin aus. Alle Verben werden also Martin zugeordnet.
  Die Logopädin zeigt auf die Flossen und die Taucherbrille: "Was möchte Martin machen?"
  Kind : "Martin möchte tauchen."

  Zuerst werden die Übungssätze mit nur einem Modalverb konsequent durchgesprochen, dann können die Modalverben variiert werden.

Verben im Infinitiv konsonantieren
Beispiel.

sp	**l**	**n**	**konsonantieren**
sp ie	l e	n	Verb im Infinitiv

Spiel

Ratespiel
Die Logopädin oder das Kind dreht die Verbenscheibe und nimmt ein Personenbild in die Hand. Die Logopädin wählt z. B. den Bildausschnitt mit der Tätigkeit "spielen" (Würfel und Spielfigur) aus und nimmt die Personenkarte des Vaters in die Hand. Das Kind muß nun einen Satz mit der Tätigkeit (spielen) bilden und gleichzeitig die nächste Tätigkeit (Ski fahren) erraten. Es spricht den Satz: "Der Vater möchte spielen und Ski fahren." Anschließend wird die Deckscheibe um ein Feld weitergedreht. Hat das Kind die zweite Tätigkeit richtig genannt, bekommt es eine Spielmünze. So wird abwechselnd gespielt. Wer mehr Tätigkeiten erraten bzw. Spielmünzen sammeln kann, hat gewonnen.

4 Verben

C Verben im Infinitiv 3

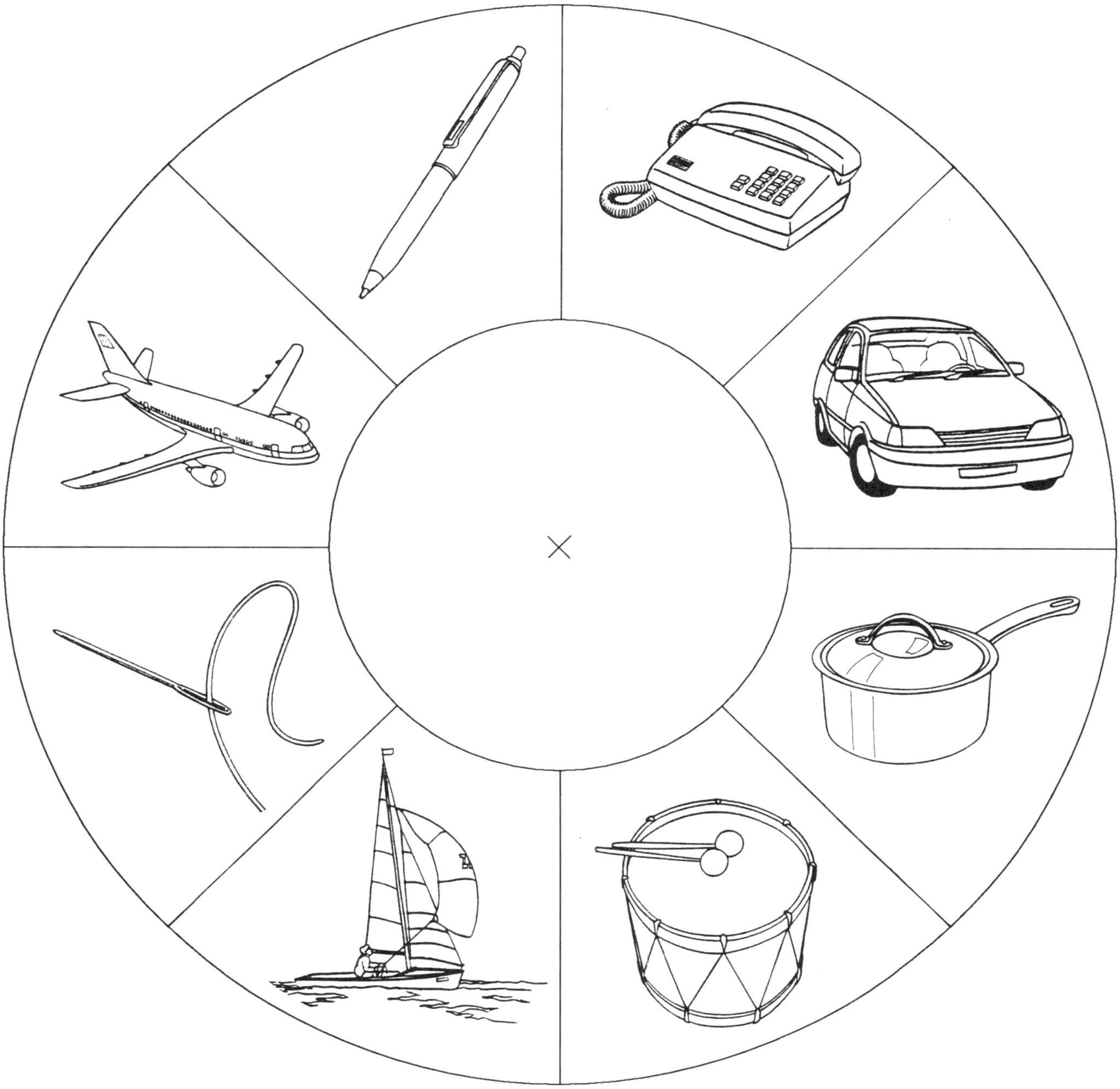

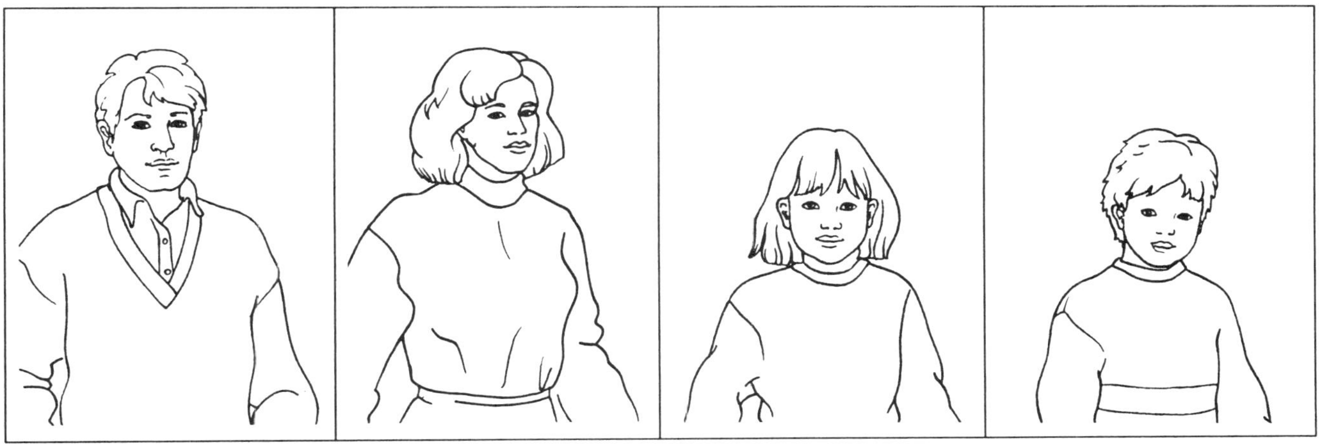

4 Verben

C Verben im Infinitiv 3

Ziele
- Erweitern des Wortschatzes
- Bilden von einfachen Sätzen mit Modalverb und Verb

Arbeit mit dem Blatt

Vorbereitung
- Bildseite 4 C auf Normalpapier kopieren.
  Die Deckscheibe der Spielseite 5 mit der ausgeschnittenen und auf ein Stück Karton aufgeklebten Verbenscheibe mittels einer Musterklammer zusammenheften.
- Die Personenbilder ausschneiden.
- Spielmünzen bereitlegen.

Übungssätze (3. Person Singular)
Mama möchte fliegen. Mama möchte schreiben. Mama möchte telefonieren. Mama möchte fahren. Mama möchte kochen. Mama möchte trommeln. Mama möchte segeln. Mama möchte nähen (muss, kann, darf, will, soll, mag).

Übungssätze (3. Person Plural)
Mama und Papa möchten fliegen. Mama und Papa möchten schreiben. Mama und Papa möchten telefonieren. Mama und Papa möchten fahren. Mama und Papa möchten kochen. Mama und Papa möchten trommeln. Mama und Papa möchten segeln. Mama und Papa möchten nähen (müssen, können, dürfen, wollen, sollen, mögen).

Übungen
- Das Kind sieht im Scheibenausschnitt jeweils nur eine Tätigkeit (Flugzeug → "fliegen"). Die Verben werden benannt und unbekannte Verben handelnd erklärt. Das Kind dreht die Scheibe weiter, nachdem es eine Tätigkeit benannt hat.

- Das Kind darf aus den Personenbildern ein Familienmitglied (Vater, Mutter, Tina oder Martin) auswählen und den Tätigkeiten zuordnen. Es wählt z. B. die Mutter aus. Alle Verben werden also der Mutter zugeordnet.
  Die Logopädin zeigt auf den Kugelschreiber und fragt: "Was möchte die Mutter machen?"
  Kind: "Mama möchte schreiben:"

  Zuerst werden die Übungssätze mit nur einem Modalverb konsequent durchgesprochen, dann können die Modalverben variiert werden.

Verben im Infinitiv vokalisieren
Beispiel.

sch	r	ei	b	e	n	Verb im Infinitiv
		ei		**e**		**vokalisieren**

Spiel

Ratespiel
Die Logopädin und das Kind legen abwechselnd zwei Personen, beispielweise die Eltern, zu einem Feld der Deckscheibe. Nun muß die verdeckte Tätigkeit erraten und der entsprechende Satz gesprochen werden, z. B.: "Mama und Papa möchten kochen." Wer die Tätigkeit erraten und den Satz richtig formuliert hat, bekommt eine Spielmünze.

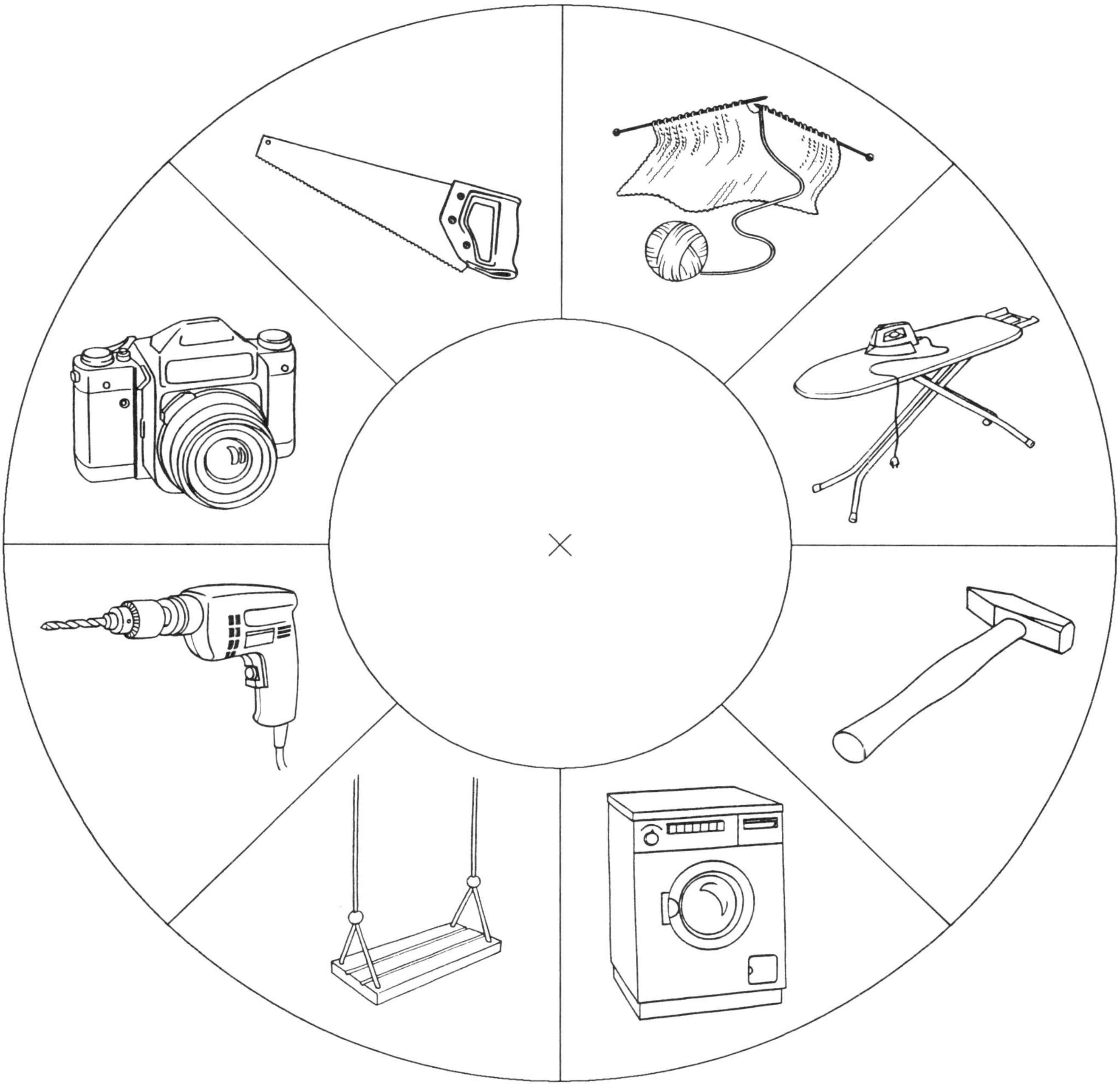

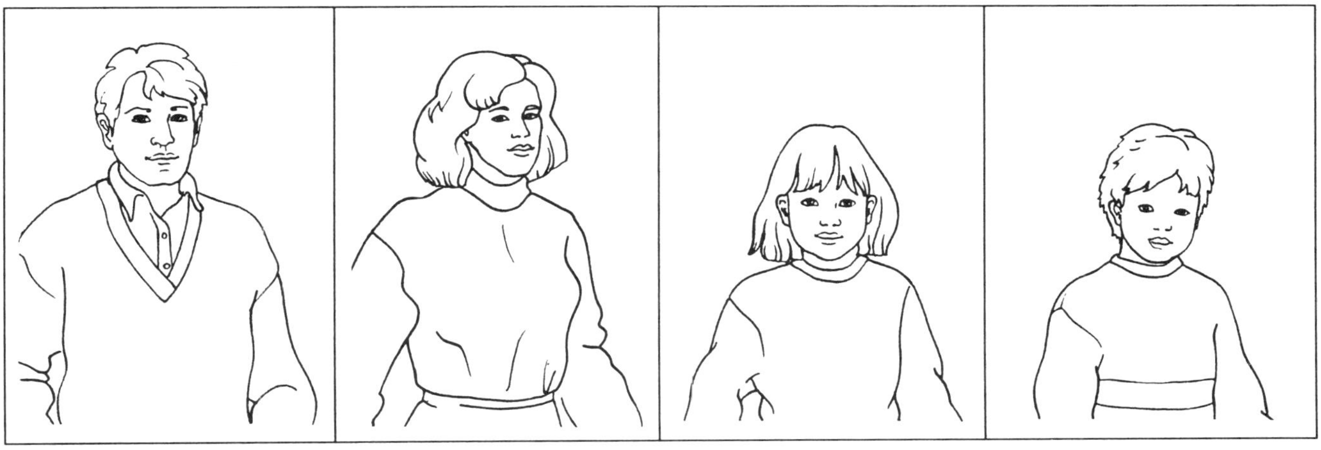

D Verben im Infinitiv 4

Ziel

- Erweitern des Wortschatzes
- Bilden von ersten einfachen Sätzen mit Modalverb und Verb

Arbeit mit dem Blatt

Vorbereitung

- Bildseite 4 D auf Normalpapier kopieren.
  Die Deckscheibe der Spielseite 5 mit der ausgeschnittenen und auf ein Stück Karton aufgeklebten Verbenscheibe mittels einer Musterklammer zusammenheften.
- Die Personenbilder ausschneiden.
- Spielmünzen bereitlegen.

Übungssätze (3. Person Singular)

Papa möchte fotografieren. Papa möchte sägen. Papa möchte stricken. Papa möchte bügeln. Papa möchte hämmern. Papa möchte waschen. Papa möchte schaukeln. Papa möchte bohren (muß, kann, darf, will, soll, mag).

Übungssätze (3. Person Plural)

Mama und Papa möchten fotografieren. Mama und Tina möchten sägen. Mama und Papa möchten stricken. Tina und Martin möchten bügeln. Martin und Papa möchten hämmern. Tina und Martin möchten waschen. Papa und Tina möchten schaukeln. Mama und Martin möchten bohren (müssen, können, dürfen, wollen, sollen, mögen).

Übungen

- Das Kind sieht im Scheibenausschnitt nur eine Tätigkeit (Fotoapparat → "fotografieren"). Die Verben werden benannt und unbekannte Verben handelnd erklärt. Das Kind dreht die Scheibe weiter, nachdem es eine Tätigkeit benannt hat. Es darf aus den Personenbildern ein Familienmitglied (Vater, Mutter, Tina oder Martin) auswählen und den Tätigkeiten zuordnen. Es wählt z. B. den Vater aus. Alle Verben werden also dem Vater zugeordnet. Logopädin: "Was möchte der Vater machen?"
  Kind: "Papa möchte schreiben."
  Die Tätigkeiten werden benannt und unbekannte Verben dem Kind handelnd erklärt.

  Zuerst werden die Übungssätze mit nur einem Modalverb konsequent durchgesprochen, dann können die Modalverben variiert werden.

Verben konsonantieren und vokalisieren

Beispiel.

s g n	**konsonantieren**
s ä g e n	Verb im Infinitif
ä e	**vokalisieren**

Spiel

Personen raten

Die vier Familienmitglieder werden in einer Reihe mit der Bildseite nach unten auf den Tisch gelegt. Das Kind und die Logopädin prägen sich die Reihenfolge gut ein (z. B. Papa – Martin – Mama – Tina). Abwechselnd wird einem Familienmitglied eine Tätigkeit zugeordnet. Wer die richtige Personenkarte umdrehen kann, bekommt eine Spielmünze. Sieger ist, wer die meisten Spielmünzen sammeln kann. Entsprechend dem Alter und den Fähigkeiten des Kindes kann nach jeder Spielrunde die Reihenfolge der Familienmitglieder gewechselt werden.

4 Verben

E Verben im Imperativ **4 E**

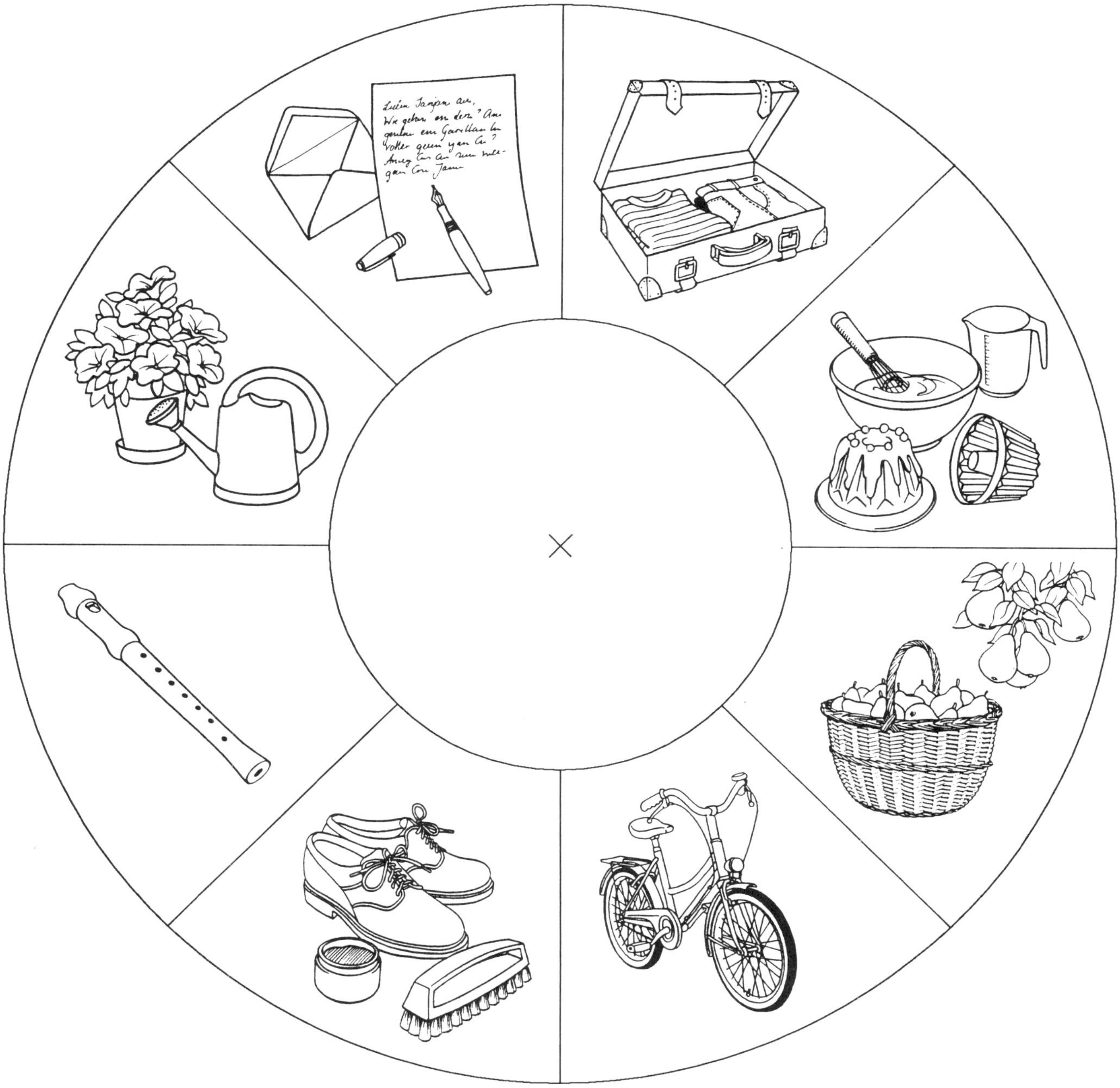

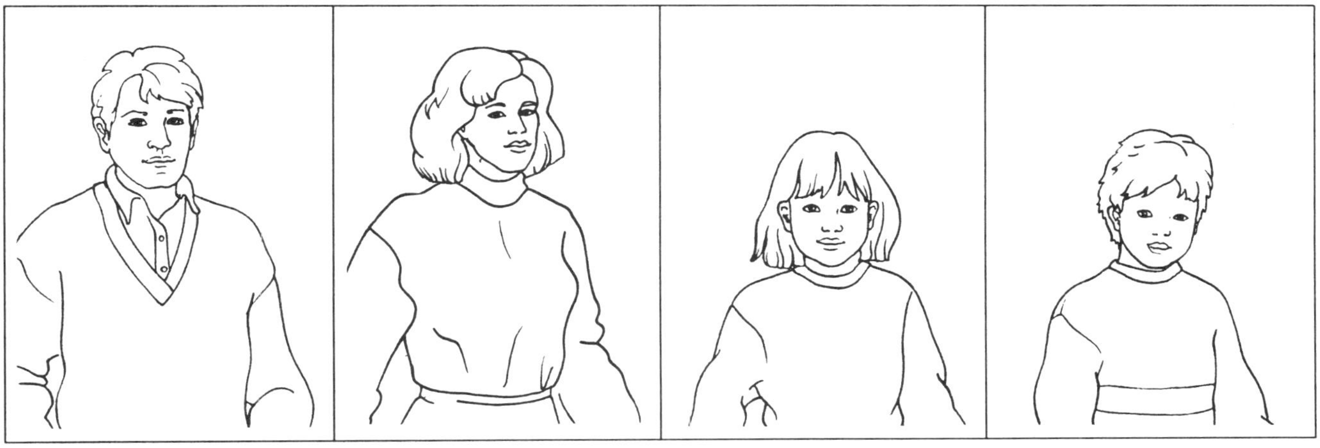

4 Verben

E Verben im Imperativ

Der Imperativ wird benötigt, wenn eine Aufforderung, eine Bitte oder ein Wunsch geäußert wird. Er wird mit dem Präsensstamm und der Endung -e gebildet. In vielen Fällen kann das Endungs-e auch weggelassen werden ("Schreibe!" oder "Schreib!").
Der Imperativ im Plural wird gleich wie die 2. Person Plural (Indikativ, Präsens) gebildet.

Ziele

- Erarbeiten der Imperativformen
- Bilden einfacher Imperativsätze

Arbeit mit dem Blatt

Vorbereitung

- Bildseite 4 E auf Normalpapier kopieren.
  Die Deckscheibe der Spielseite 5 mit der ausgeschnittenen und auf ein Stück Karton aufgeklebten Verbenscheibe mittels einer Musterklammer zusammenheften.
- Die Personenbilder ausschneiden.
- Spielmünzen bereitlegen.

Übungssätze (Imperativ im Singular)

Tina, gieß(e) die Blumen! Mama, schreib(e) einen Brief! Martin, pack(e) den Koffer! Papa, back(e) einen Kuchen! Martin, pflück(e) Birnen! Mama, fahr(e) mit dem Fahrrad! Tina, putz(e) die Schuhe! Papa, spiel(e) Flöte!

Übungssätze (Imperativ im Plural)

Tina und Mama, gießt die Blumen! Mama und Papa, schreibt einen Brief! Martin und Tina, packt den Koffer! Papa und Mama, backt einen Kuchen! Martin und Mama, pflückt Birnen! Mama und Tina, fahrt mit dem Fahrrad! Tina und Martin, putzt die Schuhe! Tina und Martin, spielt Flöte!

Übungen

- **Singularform des Imperativs bilden**
  Das Kind wählt eine Tätigkeit und sucht sich ein Familienmitglied (Tina, Martin, Vater oder Mutter) aus, das diese Tätigkeit ausführen soll.
  Kind: "Tina, pack den Koffer!"
  Wenn der Satz richtig ist, wird die Deckscheibe weitergedreht.

- **Pluralform des Imperativs bilden**
  Das Kind legt zwei Familienmitglieder neben den Scheibenausschnitt.
  Kind: "Tina und Mama, esst Äpfel!"
  Wenn der Satz richtig ist, wird die Deckscheibe weitergedreht.

Imperativsätze vokalisieren

Beispiel.

T	i	n	a	i	ss	Ä	pf	e	l!		Übungssatz
	i		**a**	**i**		**ä**		**e**			**vokalisieren**

Spiel

Gedächtnisspiel

Die Logopädin verteilt die Bilder mit den Familienmitgliedern rund um die Verbenscheibe. Das Kind versucht die vier am nächsten gelegenen Tätigkeiten zu erraten und jeweils den entsprechenden Imperativsatz im Singular zu bilden. Für jede richtig genannte Tätigkeit (prüfen durch Drehen der Scheibe!) bekommt das Kind eine Spielmünze. Dann werden die Rollen getauscht. Wer die meisten Spielmünzen sammeln kann, hat gewonnen.

5 Personalpronomen

A 1. Person Singular und Plural

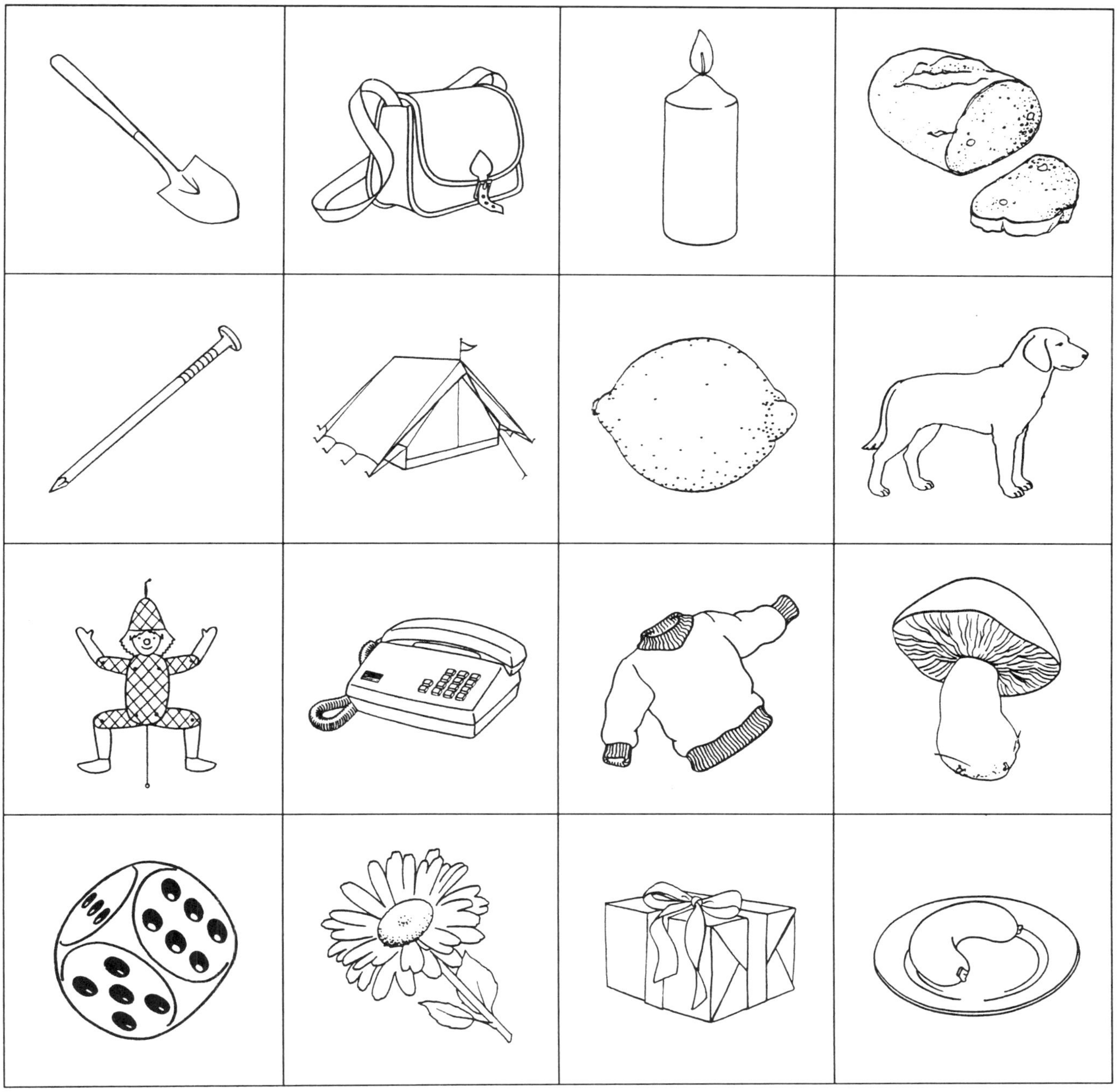

5 Personalpronomen

A 1. Person Singular und Plural

Die wichtigste Funktion der Personalpronomen ist die Vertretung der Nomen.
Das Kind muss lernen, die Pronomen dem Geschlecht der Nomen, die sie vertreten, anzupassen. Wir beschränken uns vorerst auf die 1. Person Singular und Plural in Verbindung mit dem Verb "haben" und einem Nomen.
Die Personalpronomen lassen sich am besten handelnd erarbeiten.
Beim Arbeiten mit einer Kindergruppe verkörpern die Kinder selbst die tätigen Personen. Beim Arbeiten mit einem einzelnen Kind werden Puppen oder Kärtchen verwendet.

Ziele

- Einführen des Personalpronomens 1. Person Singular (ich) in Verbindung mit dem Verb "haben"
- Einführen des Personalpronomens 1. Person Plural (wir) in Verbindung mit dem Verb "haben"

Arbeit mit dem Blatt

Vorbereitung

- Bildseite 5 A zweimal auf Normalpapier kopieren.
  Für die 1. Person Singular zeichnet das Kind auf der ersten Kopie sich selbst oder es klebt eine Fotografie von sich ins linke leere Feld.
  Für die 1. Person Plural zeichnet es auf der zweiten Kopie sich selbst ins linke und die Logopädin ins rechte Feld. Es können auch zwei Fotografien in die beiden leeren Felder geklebt werden.
- Bildseite 5 A auf Zeichenpapier kopieren und die Bildkarten ausschneiden.

Übungssätze

Ich habe eine Schaufel. Ich habe eine Tasche. Ich habe eine Kerze. Ich habe ein Brot. Ich habe einen Nagel. Ich habe ein Zelt. Ich habe eine Zitrone. Ich habe einen Hund. Ich habe einen Hampelmann. Ich habe ein Telefon. Ich habe einen Pullover. Ich habe einen Pilz. Ich habe einen Würfel. Ich habe eine Blume. Ich habe ein Geschenk. Ich habe eine Wurst.

Wir haben eine Schaufel. Wir haben eine Tasche. Wir haben eine Kerze. Wir haben ein Brot ...

Übungen

- Auf der ersten Kopie verbindet das Kind mit farbigen Linien die abgebildeten Dinge mit seinem Bild.
  Logopädin: "Was hast du?" Kind: "Ich habe eine Schaufel." Alle Gegenstände werden zugeordnet.
- Auf der zweiten Kopie verbindet das Kind mit farbigen Linien die Dinge mit den beiden Personenbildern.
  Logopädin: "Was haben wir?" Kind: "Wir haben eine Schaufel."

Sätze konsonantieren und vokalisieren

Beispiel.

ch	**h b**	**n**	**sch f l**	**konsonantieren**
I ch	h a b e	ei n e	sch au f e l	Übungssatz
i	**a e**	**ei**	**au e**	**vokalisieren**

Spiel

Umdrehspiel

Fünf bis acht der ausgeschnittenen Karten von Bildseite 5 A werden in einer Reihe auf den Tisch gelegt. Die Logopädin und das Kind prägen sich die Reihenfolge gut ein. Das Kind schließt die Augen. Die Logopädin dreht eine Karte um. Das Kind versucht, die verdeckte Karte zu benennen. Wenn es richtig rät, erhält es die Karte und formuliert den entsprechenden Übungssatz, z. B. "Ich habe eine Schaufel." Auf den leer gewordenen Platz legt die Logopädin eine neue Karte.
Nun werden die Rollen vertauscht. Es wird gespielt, bis keine Karten mehr zum Ablegen vorhanden sind. Wenn nur noch die ursprüngliche Anzahl Karten auf dem Tisch liegt, wird die ganze Reihe mit der Bildseite nach unten auf die Spielfläche gelegt. Die Logopädin und das Kind tippen abwechselnd auf eine Karte und versuchen, den verdeckten Gegenstand zu erraten. Falsch benannte Karten werden mit der Bildseite nach unten wieder an den gleichen Platz zurückgelegt. Das Spiel ist zu Ende, wenn keine Karte mehr auf dem Tisch liegt. Wer die meisten Karten herausgefunden hat, ist der Sieger.

5 Personalpronomen

B 3. Person Singular und Plural

5 B

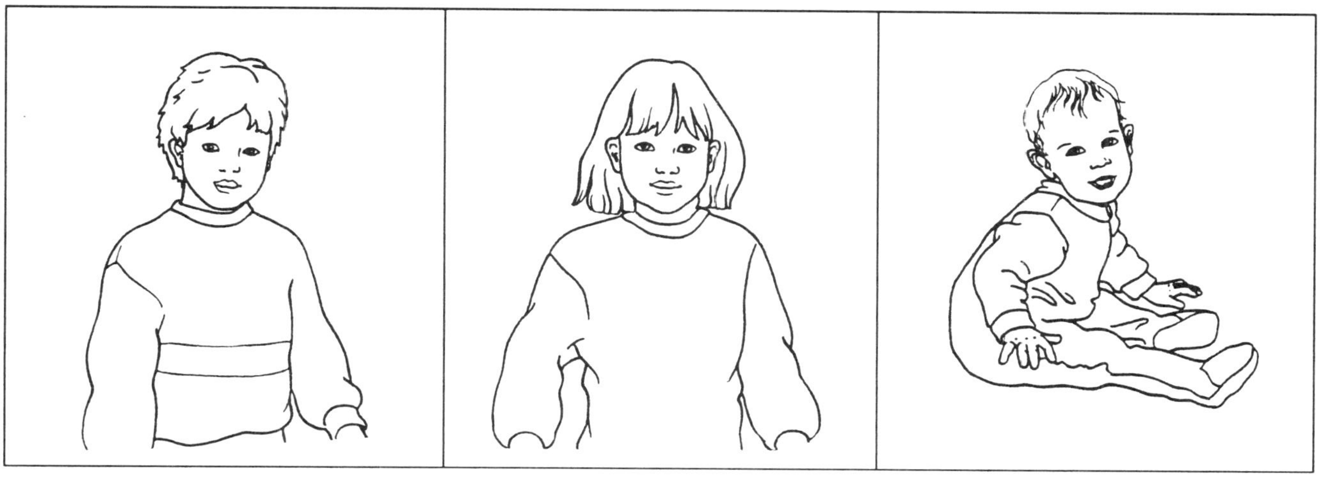

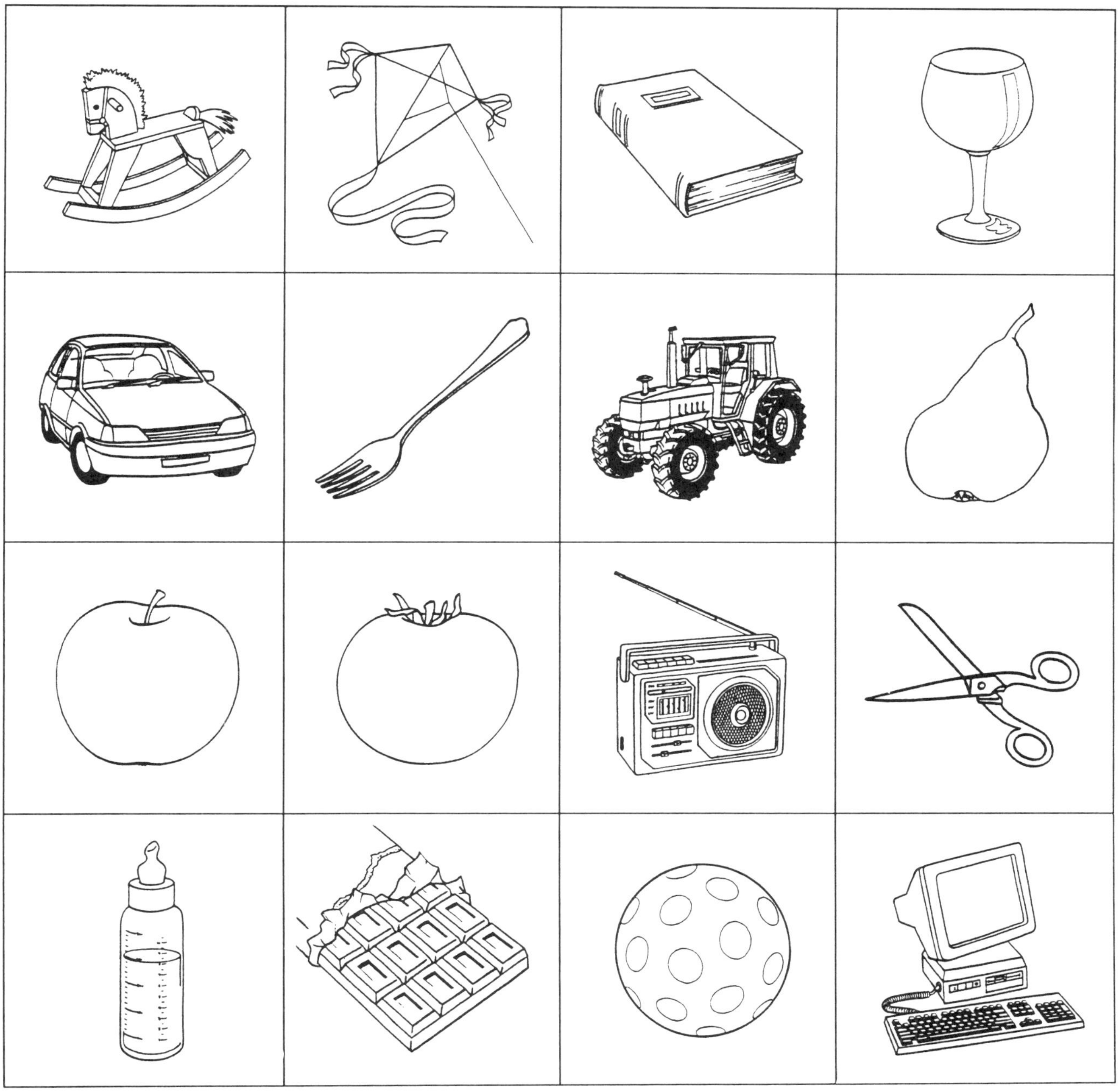

5 Personalpronomen

B 3. Person Singular und Plural

Die Personalpronomen der 3. Person Singular und Plural werden häufig gebraucht. Das Kind muss lernen, sie dem Geschlecht der Nomen, die sie vertreten, anzupassen.

Ziele

- Einführen der Personalpronomen der 3. Person Singular (er, sie, es)
- Einführen des Personalpronomens der 3. Person Plural (sie)
- Verwenden der Personalpronomen "er", "sie", "es" in kurzen Sätzen

Arbeit mit dem Blatt

Vorbereitung

- Bildseite 5 B dreimal auf Normalpapier kopieren.
- Eine Kopie auf Zeichenpapier in die Bildkarten zerschneiden.

Übungssätze

Er hat einen Traktor. Er hat ein Buch. Er hat eine Schokolade. Er hat eine Gabel. Er hat eine Birne ...
Sie hat einen Drachen. Sie hat ein Glas. Sie hat eine Tomate. Sie hat ein Radio. Sie hat eine Schere. Sie hat einen Computer ...
Es hat ein Schaukelpferd. Es hat einen Apfel. Es hat eine Flasche. Es hat einen Ball. Es hat ein Auto ...

Übungssätze

Sie haben ein Schaukelpferd. Sie haben einen Drachen. Sie haben ein Buch. Sie haben ein Glas ...

Übungen

3. Person Singular

- Das Kind verbindet auf den drei Kopien mit farbigen Linien alle passende Gegenstände mit dem Bild von Martin (er), Tina (sie) oder dem Baby (es).
  Kind: "Er hat einen Traktor." "Sie hat einen Drachen." "Es hat ein Schaukelpferd." ...

- Die Logopädin legt zu jedem Kinderbild passende Kärtchen mit Gegenständen.
  Logopädin: "Was hat Martin?" Kind: "Er hat das Buch." ...
  Logopädin: "Was hat Tina?" Kind: "Sie hat die Tomate." ...
  Logopädin: "Was hat das Baby?" Kind: "Es hat die Flasche." ...

3. Person Plural

- Es wird zwei oder drei Kindern ein Bild zugeordnet.
  Kind: "Sie haben eine Schokolade." ...

Sätze konsonantieren und vokalisieren

Beispiel.

r	**h t**	**n**	**sch k l pf r d**	**konsonantieren**
E r	h a t	ei n	Sch au k e l pf e r d	Übungssatz
e	**a**	**ei**	**au e e**	**vokalisieren**

Spiel

Gedächtnisspiel

Den Bildern von Martin, Tina und dem Baby werden die Kärtchen mit Gegenständen zugeordnet. Die Logopädin und das Kind prägen sich die Plätze der Bildkärtchen gut ein. Die entsprechenden Übungssätze werden gesprochen. Das Kind schließt die Augen und die Logopädin vertauscht zwischen Martin, Tina und dem Baby je ein Bildkärtchen. Das Kind muß herausfinden, welche drei Bildkärtchen vertauscht worden sind und bekommt die benannten Bildkärtchen. In der nächsten Spielrunde werden die Rollen vertauscht und die Logopädin versucht zu erraten, welche drei Bildkärtchen an einem anderen Platz liegen. Gespielt wird, bis keine Bildkärtchen mehr auf der Spielfläche liegen. Gewonnen hat, wer am Schluss des Spiels die meisten Kärtchen besitzt.

5 Personalpronomen

C Differenzierung der 1. und 3. Person Singular

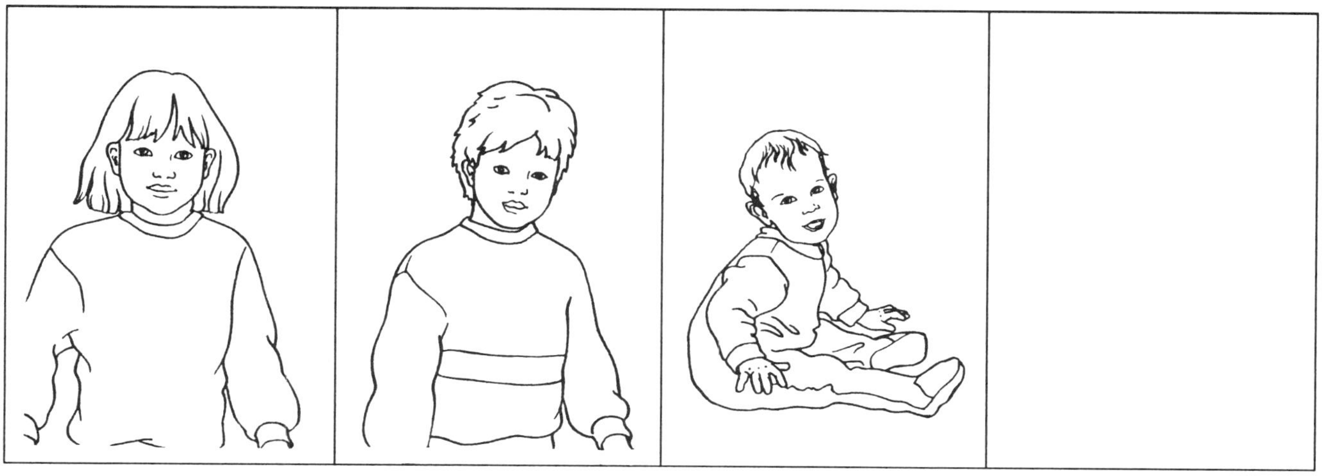

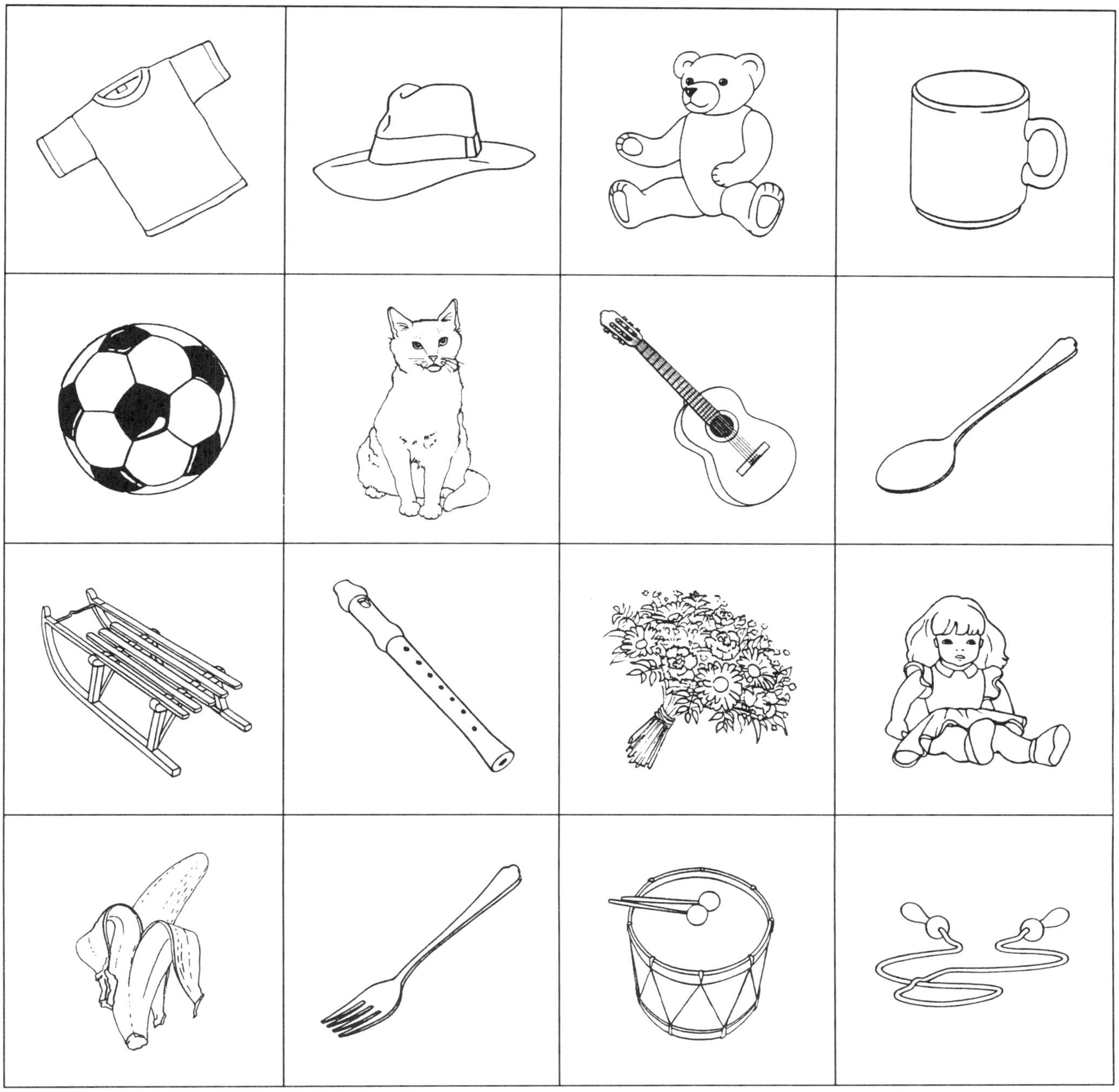

5 Personalpronomen

C Differenzierung der 1. und 3. Person Singular

Die Differenzierung der 3. Person Singular (er, sie, es) und der 1. Person Singular (ich) ist anspruchsvoll und muss intensiv geübt werden.

Ziele

- Differenzieren der 1. und 3. Person Singular (ich – er, sie, es)
- Diese Personalpronomen in kurzen Sätzen verwenden.

Arbeit mit dem Blatt

Vorbereitung

- Bildseite 5 C auf Normalpapier kopieren.
  Das Kind zeichnet im leeren Feld ein Selbstbildnis.
- Eine Kopie auf Zeichenpapier in die Bildkarten zerschneiden.
  Auf das leere Kärtchen schreibt das Kind seinen Namen oder es zeichnet sich selbst.

Übungswörter

T-Shirt, Hut, Teddybär, Tasse, Fußball, Katze, Gitarre, Löffel, Schlitten, Flöte, Blumenstrauß, Puppe, Banane, Gabel, Trommel, Springseil

Übungssätze

1. und 3. Person Singular

Logopädin:	"Was hat Martin?"	Kind: "Er hat ein (das) T-Shirt."
Logopädin:	"Was hat Tina?"	Kind: "Sie hat einen (den) Hut."
Logopädin:	"Was hat das Baby?"	Kind: "Es hat einen (den) Teddybären."
Logopädin:	"Was hast du?"	Kind: "Ich habe eine (die) Tasse."

Übungen

- Das Kind verbindet mit farbigen Linien die abgebildeten Gegenstände mit den Bildern von Tina, Martin, dem Baby und sich selbst. Beim Sprechen der Übungssätze werden die Personalpronomen verwendet."Sie hat eine Tasse." "Er hat einen Hut." "Es hat eine Trommel." "Ich habe eine Banane."
- Das Kind legt je vier Kärtchen mit Gegenständen zu seinem Selbstbildnis und den Bildern von Tina, Martin und dem Baby. Es sollte nun in der Lage sein, die richtigen Personalpronomen ohne Hilfe zu verwenden.

Sätze konsonantieren und vokalisieren

	r	**h**		**t**	**d**		**n**	**h**		**t**	**konsonantieren**
E	r	h	a	t	d	e	n	H	u	t	Übungssatz
e			**a**			**e**			**u**		**vokalisieren**

Spiel

Versteckspiel

Das Kind ordnet die Kärtchen mit den Gegenständen den Personenbildern zu und prägt sich gleichzeitig diese Zuordnung ein. Während des Sprechens der Übungssätze werden die Bilder mit den Gegenständen auf den Personenbildern gestapelt. Dann werden die Personenbilder gewendet, die Kärtchen mit den Gegenständen bleiben mit der Bildseite nach oben liegen. Nur das oberste Kärtchen ist jeweils sichtbar, die Personenbilder sowie die drei Bildkärtchen sind darunter versteckt.
Das Kind versucht sich nun zu erinnern, bei welcher Person welche Gegenstände versteckt sind. Es formuliert den entsprechenden Übungssatz. Wird ein Bildkärtchen dem richtigen Personenbild zugeordnet, erhält das Kind das entsprechende Kärtchen. Die falsch zugeordneten Kärtchen werden aus dem Spiel genommen. Wie viele der versteckten Kärtchen kann es sammeln?

6 Konjugation des Verbs

A Das Verb "haben"

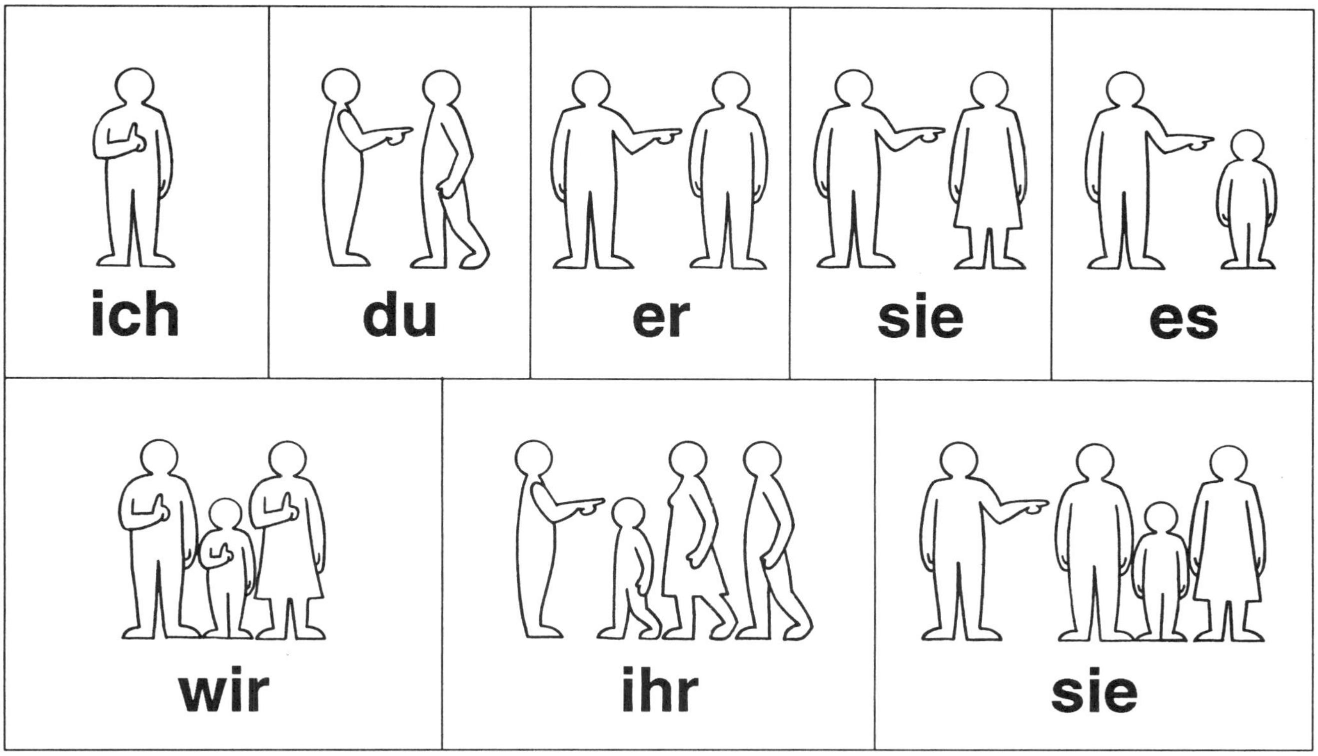

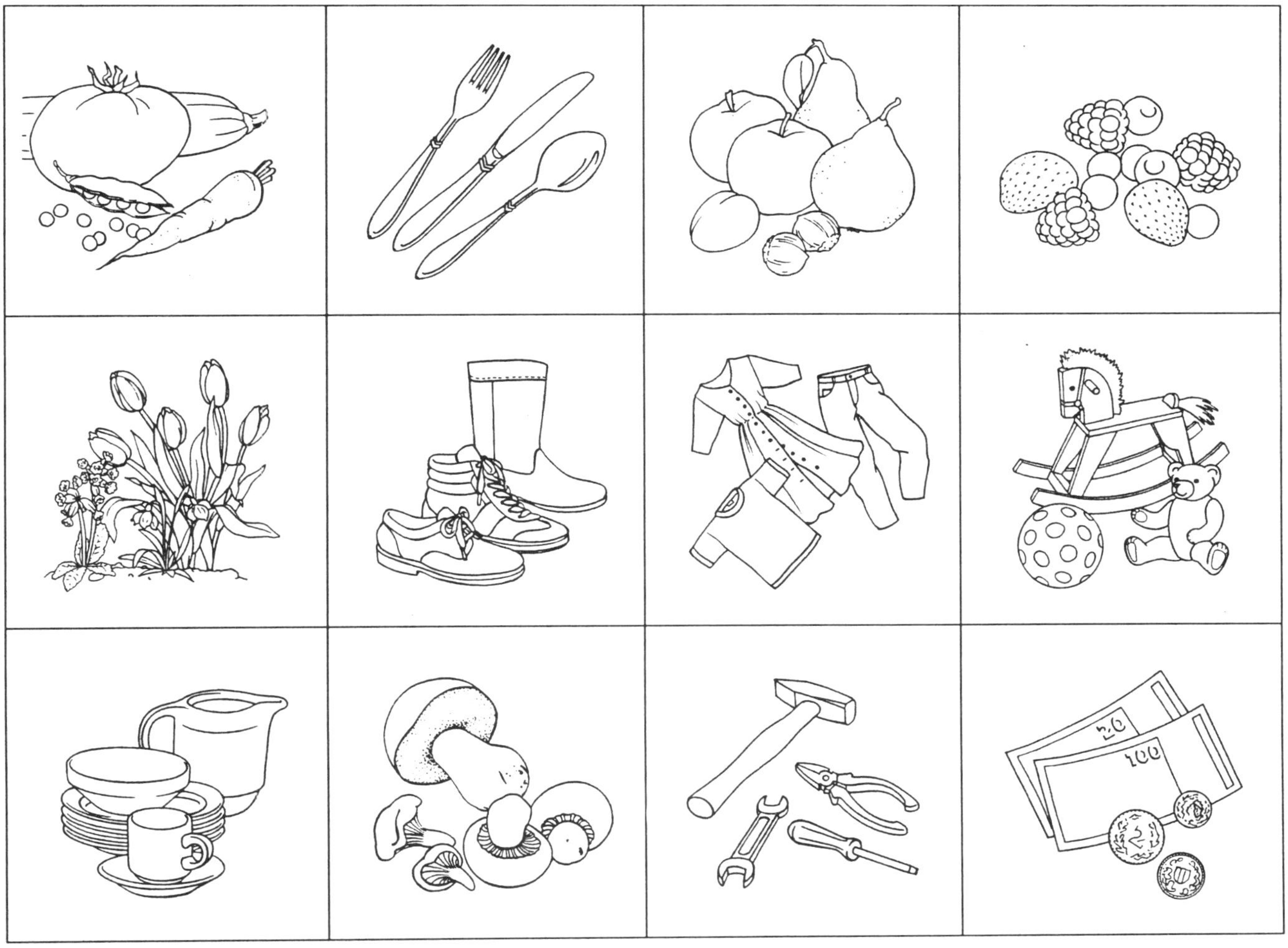

6 Konjugation des Verbs

A Das Verb "haben"

Die Verben erkennt man an der Konjugation, das Verb ist die einzige Wortart, die konjugiert wird.
Die Verben "haben", "sein" und "werden" sind meist Hilfsverben, werden jedoch auch als Vollverben verwendet.
Beispiele: "Ich habe einen Hut." "Du bist im Auto." "Er wird Pilot." Anhand dieser Verben wird die Veränderung der Form, d. h. die Konjugation eingeführt. Das Kind erlebt spielerisch, dass sich das Verb "haben" den Personalpronomen anpasst, bzw. konjugiert wird.

Ziele

- Konjugation des Verbs "haben"
- Einführen der Reihenfolge der Personalpronomen
- Das Verb "haben" und die Personalpronomen in kurzen Sätzen verwenden.

Arbeit mit dem Blatt

Vorbereitung

- Bildseite 6 A auf Zeichenpapier kopieren und die Kärtchen ausschneiden.
  Die Pronomenkärtchen werden für das Einüben der Konjugation immer wieder benötigt. Es empfiehlt sich deshalb, sie auf Karton aufzuziehen.

Übungswörter

Gemüse, Besteck, Früchte, Beeren, Blumen, Schuhe, Kleider, Spielsachen, Geschirr, Pilze, Werkzeug, Geld

Übungssätze

Ich habe Gemüse. Du hast Gemüse. Er hat Gemüse. Sie hat Gemüse. Es hat Gemüse. Wir haben Gemüse. Ihr habt Gemüse. Sie haben Gemüse.

Übungen

- Das Kind legt beispielsweise die Karte mit dem Bild "Früchte" zu den Pronomenkärtchen und verwendet die verschiedenen Konjugationsformen. Es trainiert die Übungssätze mit den 12 Illustrationen der Bildseite 6 A. Gleichzeitig werden die Oberbegriffe der Seiten 3 A und 3 B repetiert und ergänzt.

Sätze vokalisieren

Beispiel:

I	ch	h	a	b	e	G	e	m	ü	s	e	Übungssatz
i			**a**		**e**		**e**		**ü**		**e**	**vokalisieren**

Spiel

Gedächtnisspiel

Die Logopädin legt die 8 Pronomenkärtchen in der richtigen Reihenfolge (ich, du, er, sie, es, wir, ihr, sie) auf den Tisch. Sie hält die 12 Karten mit den Oberbegriffen wie ein Kartenspiel gefächert und für das Kind verdeckt in der Hand. Es gilt nun, sich an die 12 Bilder des Kartenspiels zu erinnern. Das Kind sagt: "Gemüse" und bekommt das Gemüsekärtchen. Es legt das Kärtchen zum Pronomenbild der 1. Person Singular und spricht den Satz: "Ich habe Gemüse."
Die nächste erratene Spielkarte wird zum Pronomenbild der 2. Person Singular gelegt. Wie viele der 12 Begriffe kann das Kind ohne Hilfe herausfinden und den Pronomenbildern zuordnen?
Wenn sich das Kind an keinen weiteren Begriff mehr erinnert, gibt die Logopädin kurze Rätsel auf: "Sie wachsen im Wald und stehen auf einem Bein." (Pilze).
Es wird gespielt, bis alle Spielkarten bei den Pronomenbildern abgelegt sind.

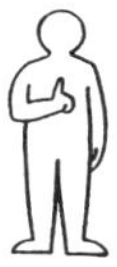
ich
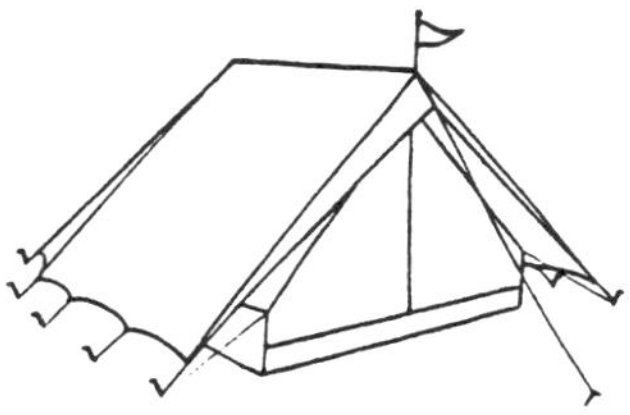

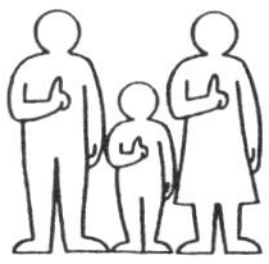
wir
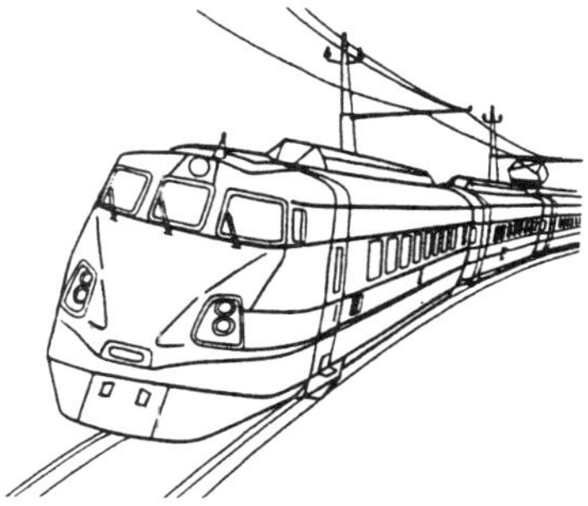

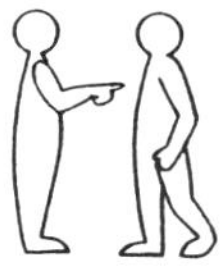
du
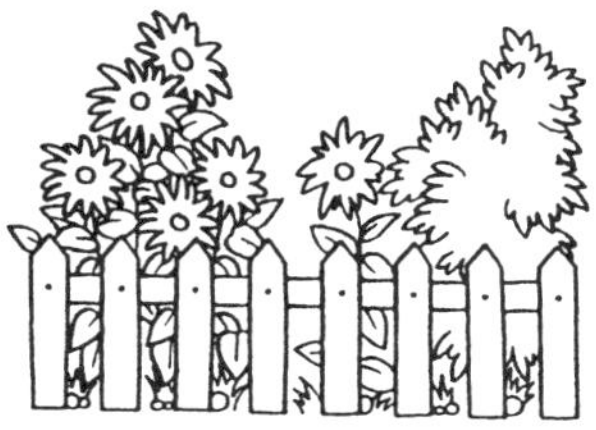

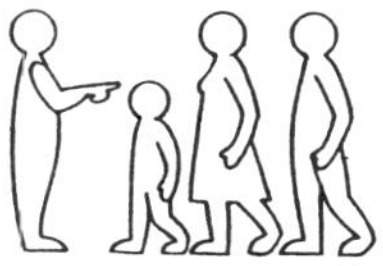
ihr
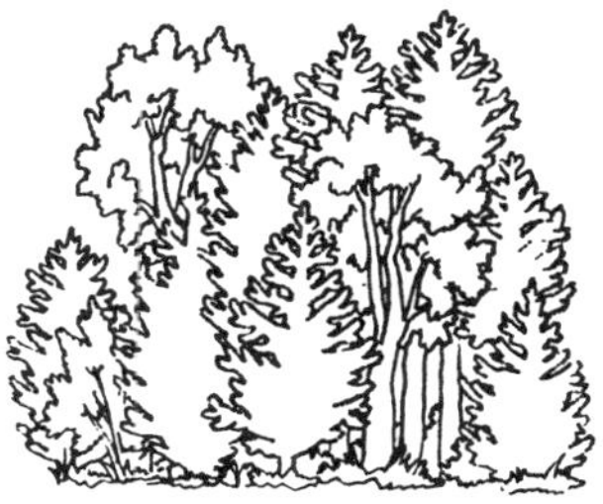

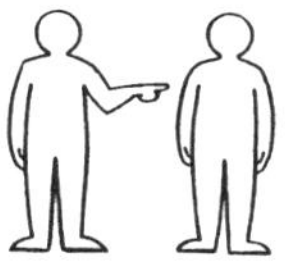
er
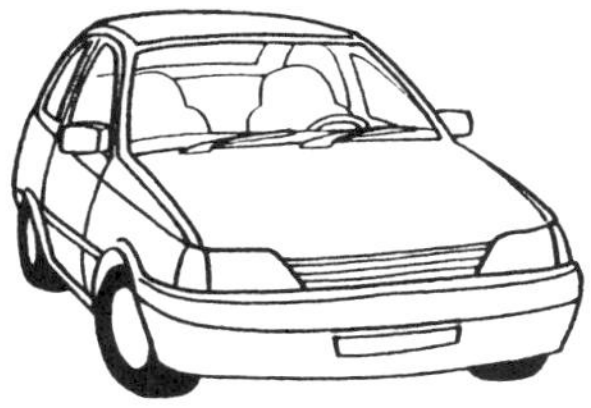

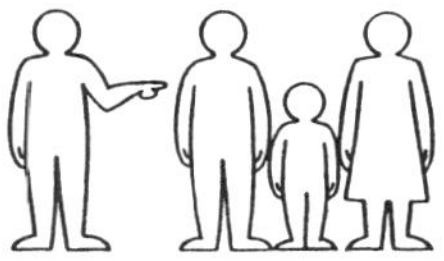
sie
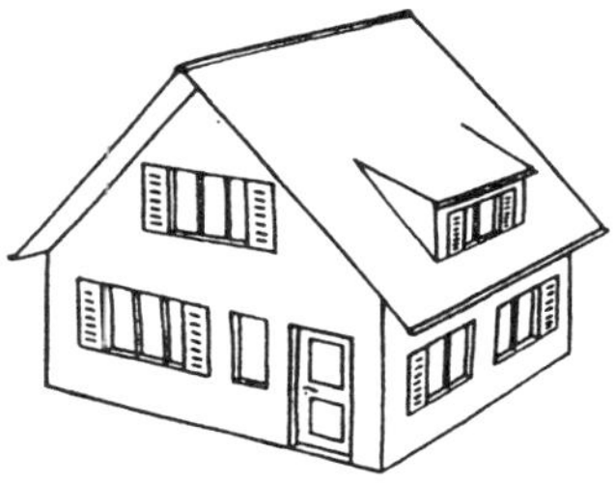

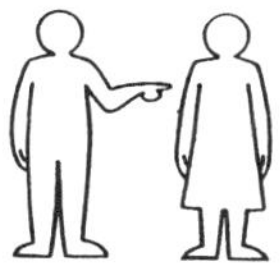
sie
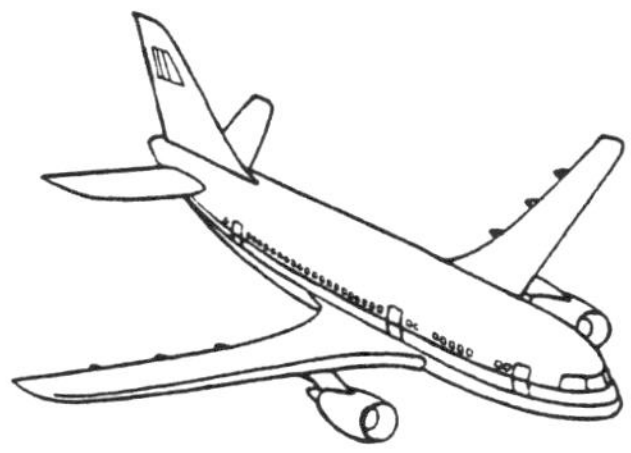

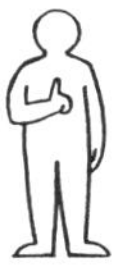
ich
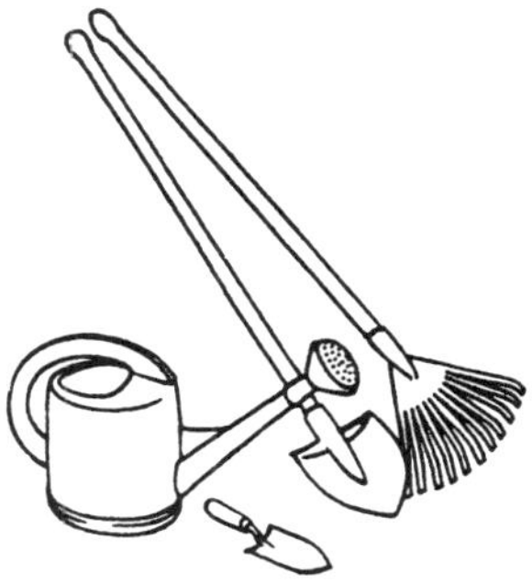

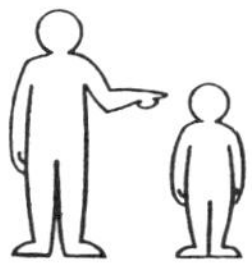
es
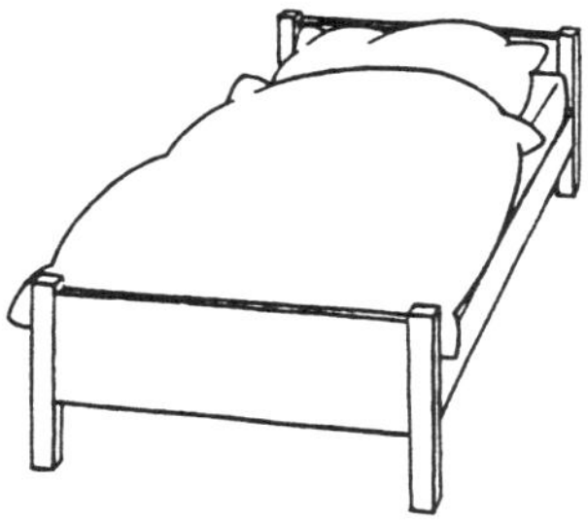

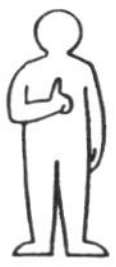
ich
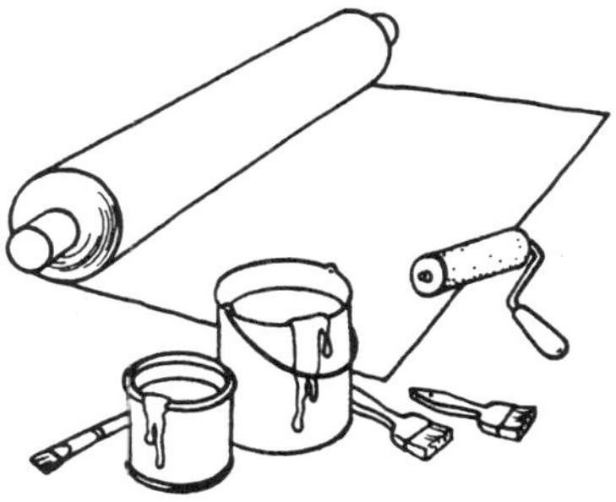

6 Konjugation des Verbs

B Die Verben "sein" und "werden"

Die Konjugationsformen des Verbs "sein" sind ebenso unregelmäßig wie diejenigen der Verben "haben" und "werden". Obwohl diese drei Verben als Hilfsverben eine äußerst wichtige Funktion im Konjugationsgefüge haben, führen wir sie vorerst nur als Vollverben ein.

Ziele

- Konjugation der Verben "sein" und "werden"
- Festigen der Reihenfolge der Personalpronomen
- Die Verben "sein" und "werden" und die Personalpronomen in kurzen Sätzen verwenden.

Arbeit mit dem Blatt

Vorbereitung

- Bildseite 6 B dreimal auf Normalpapier kopieren.
- Die Pronomenkärtchen von Bildseite 6 A und Spielmünzen bereitlegen.

Übungswörter

Orte: Zelt, Garten, Auto, Flugzeug, Bett, Zug, Wald, Haus
Berufe: Gärtner, Maler und weitere Berufe

Übungssätze "sein" und "werden"

- Ich bin im Zelt. Du bist im Zelt. Er ist im Zelt. Sie ist im Zelt. Es ist im Zelt. Wir sind im Zelt. Ihr seid im Zelt. Sie sind im Zelt.
- Ich werde Gärtner(in). Du wirst Gärtner. Er wird Gärtner. Es wird Gärtner. Wir werden Gärtner. Ihr werdet Gärtner. Sie werden Gärtner.

Übungen zu den Verben "sein" und "werden"

- "sein": Die Konjugationsformen des Verbs "sein" werden mit Hilfe der Bildseite 6 B und den Pronomenkärtchen der Bildseite 6 A eingeführt. Das Kind stapelt die Kärtchen in der Konjugationsreihenfolge neben den Illustrationen der Bildseite 6 B und formuliert die entsprechenden Übungssätze.
- "werden": Um die Konjugation dieses Verbs zu üben, werden die Pronomenkärtchen in der Konjugationsreihenfolge neben den beiden letzten Abbildungen (Gärtner, Maler) der Bildseite 6 B gestapelt. Das Kind formuliert die entsprechenden Übungssätze. Dann übt es die Sätze mit weiteren Berufen, die es erkennt oder die ihm gefallen.

Sätze vokalisieren

Beispiel.

I ch	b i n	i m	G a r t e n	Übungssatz
i	**i**	**i**	**a e**	**vokalisieren**

Spiel

Konjugationsspiel

Das Kind nimmt die Pronomenkärtchen der Bildseite 6 A fächerförmig wie beim Kartenspiel in die Hand (in der Konjugationsreihenfolge!) und konjugiert das Verb "sein" anhand des ersten Bildes der Bildseite 6 B. Als Kontrolle und Erinnerungsstütze hat es den oberen Teil der Bildseite 6 A mit der richtigen Reihenfolge der Pronomenkärtchen vor sich.
Beispiel: Ich bin im Zelt. Du bist im Zelt. Er ist im Zelt. Sie ist im Zelt. Es ist im Zelt. Wir sind im Zelt. Ihr seid im Zelt. Sie sind im Zelt. Für jeden richtigen Satz erhält es eine Spielmünze. Wie viele der maximal 64 Spielmünzen (8 Bilder zu 8 Sätzen) kann es gewinnen?

Variante

Dasselbe Spiel kann mit dem Verb "werden" gespielt werden: Ich werde Gärtner(in). Du wirst Gärtner(in). Er wird Gärtner ...
Wie viele der maximal 16 Spielmünzen (2 Bilder zu 8 Sätzen) kann das Kind gewinnen?

6 Konjugation des Verbs

C Konjugation der regelmäßigen Verben

6 C

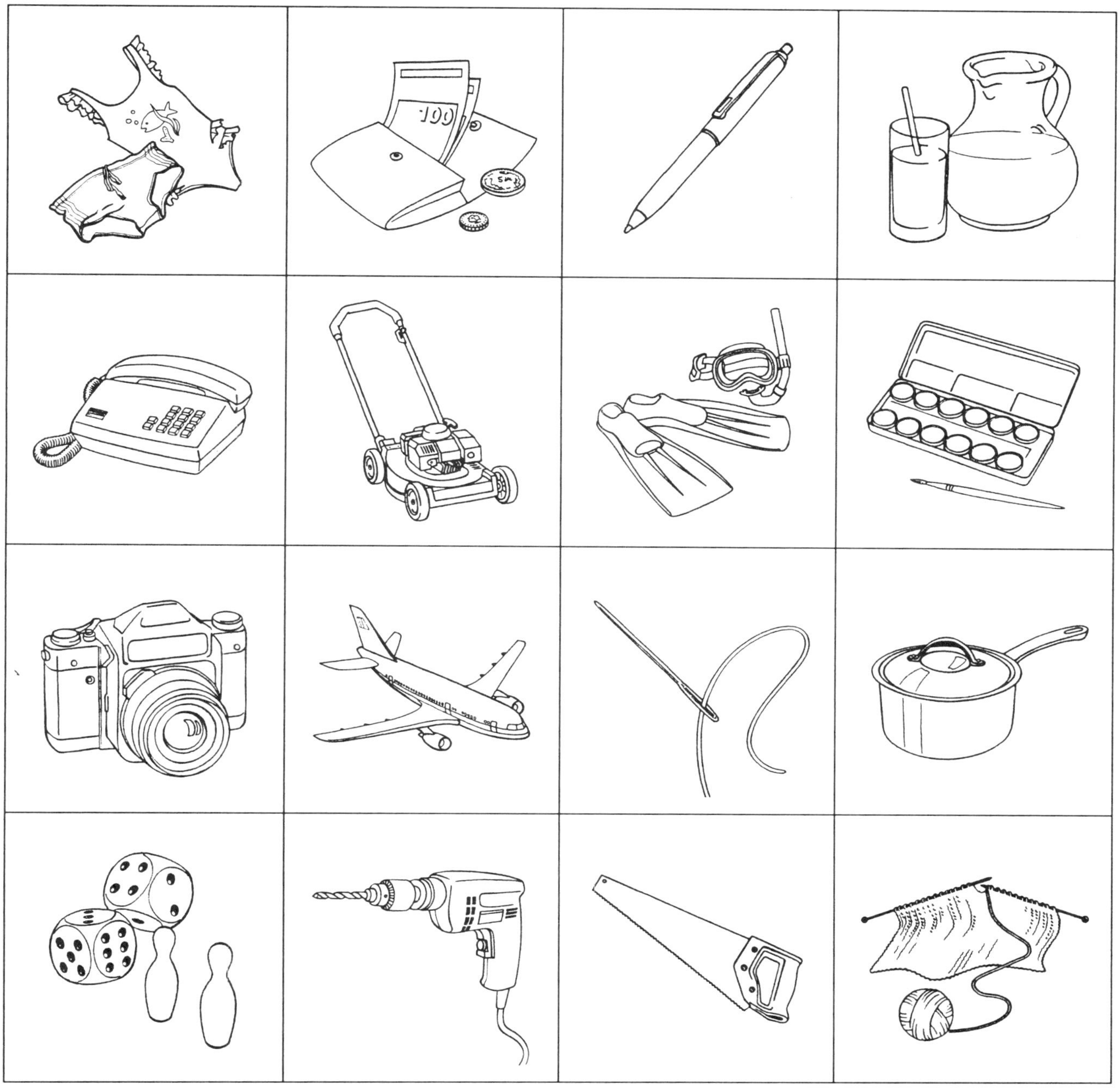

6 Konjugation des Verbs

C Konjugation der Verben

In der deutschen Sprache enthält ein Satz meistens ein nach Person, Numerus, Tempus und Modus bestimmtes Verb.
Wir beschränken uns vorerst auf den Indikativ im Präsens: Die Infinitivform des Verbs wird um die Endung gekürzt, das ergibt den Wortstamm, der bei den regelmäßigen Verben unverändert bleibt.

Ziele

- Konjugation der Verben im Präsens
- Erweitern des Verbenwortschatzes

Arbeit mit dem Blatt

Vorbereitung

- Pronomenkärtchen von Bildseite 6 A und einen Farbwürfel bereitlegen.
  Jedes Kärtchen mit einer Farbe des Farbwürfels umrahmen ("er", "sie", "es" mit derselben Farbe).
- Bildseite 6 C zweimal auf Zeichenpapier kopieren und ausschneiden (= 32 Verbenkarten für Memo).

Übungswörter

schwimmen, zahlen, schreiben, trinken, telefonieren, mähen, tauchen, malen, fotografieren, fliegen, nähen, kochen, spielen, bohren, sägen, stricken.

Übungssätze

Infinitiv	Wortstamm	Endung	Pronomen	Wortstamm	neue Endung
schwimmen	schwimm	en	ich	schwimm	**e**
zahlen	zahl	en	du	zahl	**st**
schreiben	schreib	en	er, sie, es	schreib	**t**
trinken	trink	en	wir	trink	**en**
telefonieren	telefonier	en	ihr	telefonier	**t**
mähen	mäh	en	sie	mäh	**en**

Übungen

- Mit Hilfe der Pronomenkarte (6 A) werden die Verben (Bildseite 6 C) konjugiert.
  Die Personalpronomen bestimmt der Farbwürfel. Ist das "ich"-Kärtchen z. B. rot und das Kind würfelt Rot, soll es das Verb in der ersten Person Singular konjugieren.
  Alle dargestellten Tätigkeiten werden so mit Hilfe der Pronomenkärtchen konjugiert.

Kombiniertes Vokalisieren und Konsonantieren

Beispiel.

d	**t r n k s t**	**konsonantieren**
d u	t r i n k s t	konjugiertes Verb
u	**i**	**vokalisieren**

Spiel

Memo

Die 32 Verbenkärtchen der Bildseite 6 C werden gut gemischt und in Reihen geordnet auf den Tisch gelegt. Die sechs Pronomenkarten (ich, du, er, wir, ihr, sie) bilden – ebenfalls verdeckt – eine waagrechte Reihe.
Nun wird Memo gespielt. Die Pronomenkarten bestimmen die Personalpronomen. Wer an der Reihe ist, deckt die beiden ersten Pronomenkärtchen und zwei Verbenkärtchen auf und formuliert die entsprechenden Sätze, z. B. "Ich trinke." "Du spielst." Wer zwei Karten mit derselben Tätigkeit findet, darf das Kartenpaar behalten. Deckt der Spieler, der an der Reihe ist, zwei verschiedene Verben auf, muß er die beiden Kärtchen wieder verdeckt an denselben Platz zurücklegen. Der nächste Spieler deckt die beiden nächsten Pronomenkarten und zwei neue Verbenkarten auf und konjugiert entsprechend.
So wird weitergespielt, bis die 32 Verbenkarten an die Spieler verteilt sind. Da es nur sechs Pronomenkarten gibt, werden sie im Laufe des Spiels immer wieder der Reihe nach aufgedeckt.
Wer am Schluss des Spiels die meisten Verbenkarten hat, ist der Sieger.

7 Adjektive

A Prädikative Adjektive (Gegenteile)

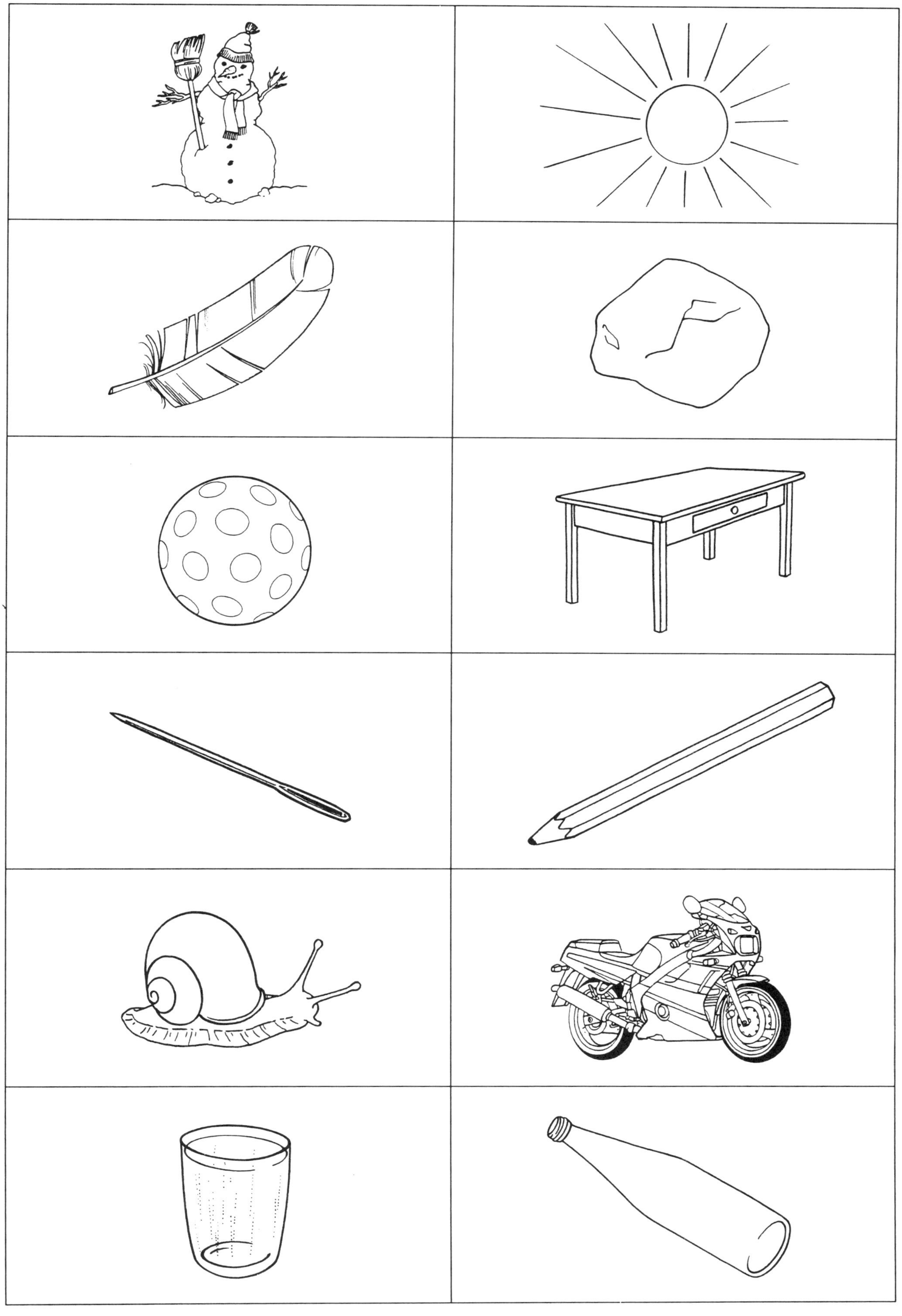

7 Adjektiv

A Prädikative Adjektive (Gegenteile)

Mit dem Adjektiv werden Eigenschaften benannt. Man drückt damit aus, wie jemand oder etwas ist. Das prädikative Adjektiv ist einfach zu bilden, da es von Geschlecht und Zahl der Nomen unabhängig ist. Es steht in Verbindung mit Verben wie "sein", "werden", "bleiben", "wirken", "finden" usf. und ist undekliniert.

Ziele

- Gegensätzliche Adjektive finden und sich einprägen.
- Prädikative Adjektive in einfachen Sätzen verwenden.

Arbeit mit dem Blatt

Vorbereitung

- Bildseite 7 A auf Zeichenpapier kopieren und die Bildkarten ausschneiden.
- Die Puzzleteile der Spielseite 6 ausschneiden.

Übungswörter 1 (Bildseite 7 A)

kalt – heiß, leicht – schwer, rund – eckig, spitz – stumpf, langsam – schnell, voll – leer

Übungswörter 2 (Spielseite 6)

süß – sauer, weiß – schwarz, lang – kurz, weich – hart, groß – klein, arm – reich

Übungssätze

Logopädin:	"Der Schneemann ist kalt, die Sonne ist ...?"	Kind:	"Die Sonne ist heiß." (warm)
	"Die Feder ist leicht, der Stein ist ...?"		"Der Stein ist schwer."
	"Die Ball ist rund, der Tisch ist ...?"		"Der Tisch ist eckig."
	"Die Nadel ist spitz, der Bleistift ist ...?"		"Der Bleistift ist stumpf."
	"Die Schnecke ist langsam, das Motorrad ist ...?"		"Das Motorrad ist schnell."
	"Das Glas ist voll, die Flasche ist ...?"		"Die Flasche ist leer."

Übungen

- Die Logopädin gibt dem Kind einen Stein in die eine und eine Feder in die andere Hand. Das Kind erlebt den Gewichtsunterschied.
  Logopädin: "Wie ist der Stein?" Kind: "Der Stein ist schwer."
  Logopädin: "Wie ist die Feder?" Kind: "Die Feder ist leicht."
  Die Logopädin lässt das Kind weitere gegensätzliche Adjektive nennen, indem sie dem Kind einen spitzen und stumpfen Bleistift u. Ä. zeigt.

- Anhand der ausgeschnittenen Karten von Bildseite 7 A werden die gegensätzlichen Adjektive in Sätzen verwendet (siehe Übungswörter 1).

Kombiniertes Vokalisieren und Konsonantieren

Beispiel:

d r	**st n**		**st**	**sch**	**w r**	**konsonantieren**
D e r	St ei n	i	st	sch	w e r	Übungssatz
e	**ei**	**i**			**e**	**vokalisieren**

Spiel

Puzzle

Die ausgeschnittenen Puzzleteile der Spielseite 6 werden einzeln benannt. Das Kind setzt das Puzzle zusammen und wendet die gegensätzlichen Adjektive in Sätzen an (siehe Übungswörter 2).

7 Adjektive

B Prädikative Adjektive (in Reimform)

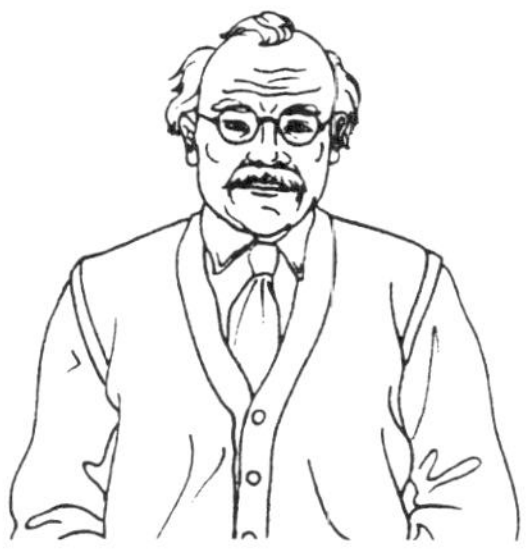
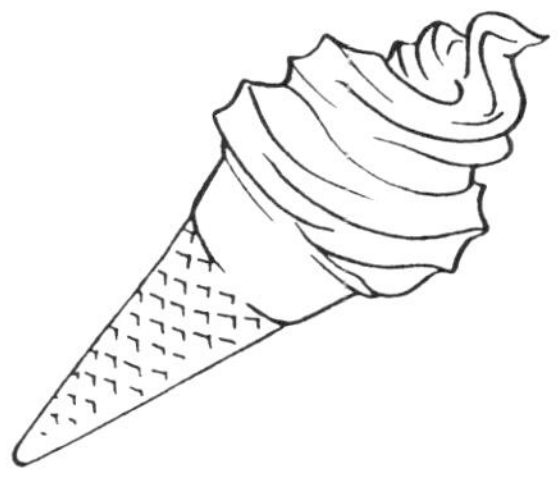
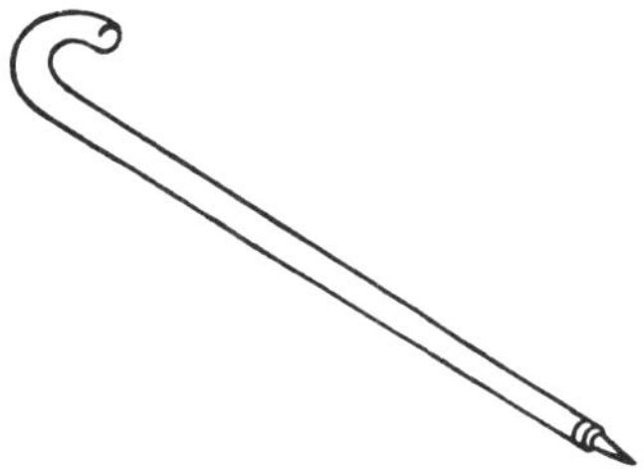
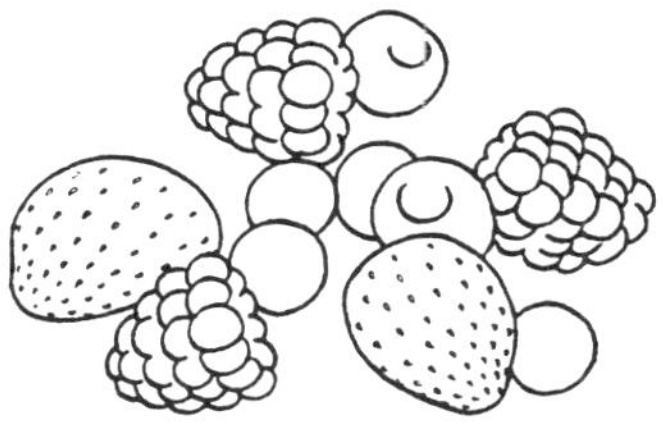
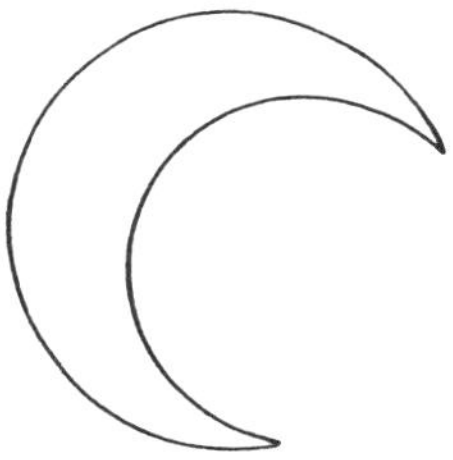
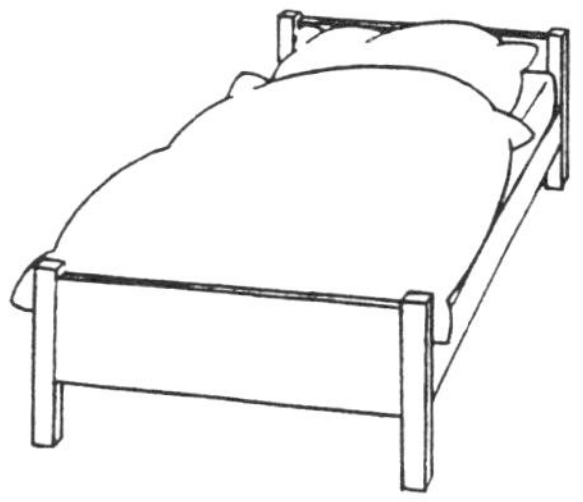
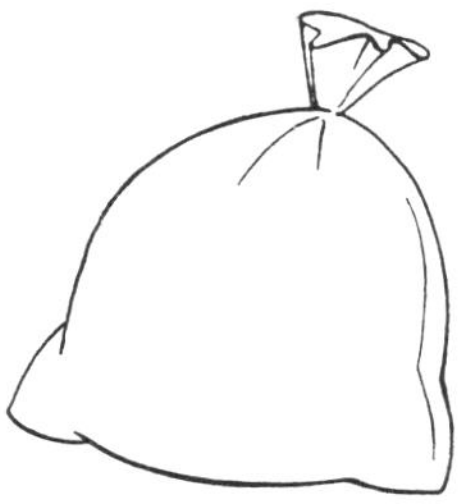
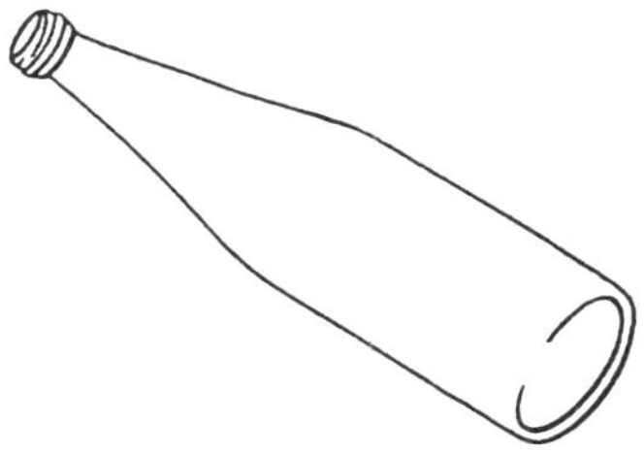
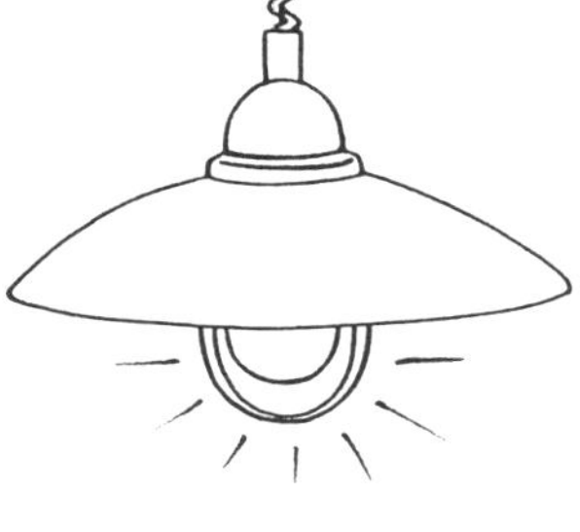
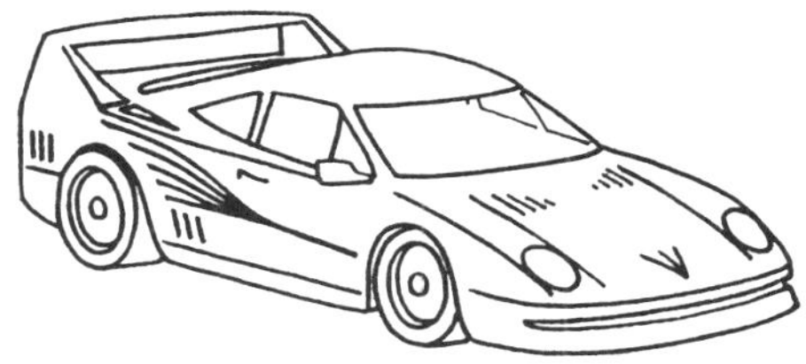
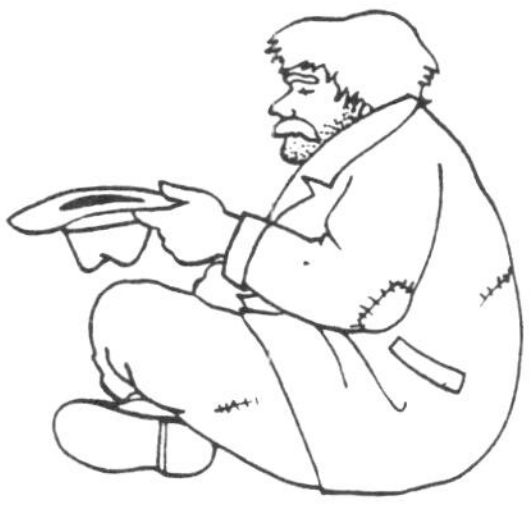
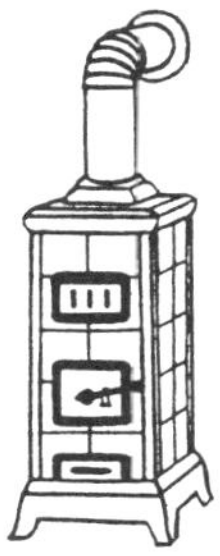

7 Adjektiv 7 B

B Prädikative Adjektive (in Reimform)

Die Kinder suchen oft von sich aus Reimwörter wie "Haus und Maus", "Tasche und Flasche". Mit Reimen lassen sich spielerisch neue prädikative Adjektive einführen.

Ziele

- Erweitern des Wortschatzes
- Kurze Reime erfinden.
- Das Gehör für Gleichtönendes schärfen.

Arbeit mit dem Blatt

Vorbereitung

- Bildseite 7 B auf Zeichenpapier kopieren und die zweite Spalte in die einzelnen Bilder zerschneiden.

Übungswörter 1 (Bildseite 7 B)

alt – kalt, steif – reif, bleich – weich, schwer – leer, hell – schnell, arm – warm

Übungssätze

Logopädin:	Kind:
"Der Großvater ist alt, das Eis ist ... ?"	"Das Eis ist kalt."
"Der Stock ist steif, die Beeren sind ... ?"	"Die Beeren sind reif."
"Das Mond ist bleich, das Bett ist ... ?"	"Das Bett ist weich."
"Der Sack ist schwer, die Flasche ist ... ?"	"Die Flasche ist leer."
"Die Lampe ist hell, das Auto ist ...?"	"Das Auto ist schnell."
"Der Bettler ist arm, der Ofen ist .... ?"	"Der Ofen ist warm."

Übungen

- Das Kind sucht nach jedem Fragesatz der Logopädin die passende Ergänzung und wiederholt den Reim. Beispiel: "... kalt. Der Großvater ist alt, der Schnee ist kalt."
- Das Kind sucht weitere Adjektive, die sich reimen und versucht, lustige Verse damit zu erfinden. Beispiele: schwach – wach, satt – glatt, rot – tot, eng – streng, schlecht – recht

Kombiniertes Vokalisieren und Konsonantieren

Beispiel:

d		**r**	**m**		**n**	**d**		**st**	**b**	**l**		**ch**	**konsonantieren**
D	e	r	M	o	n	d	i	st	b	l	ei	ch	Übungssatz
	e			**o**			**i**				**ei**		**vokalisieren**

Spiel

Zuordnungsspiel

Die erste Spalte der Bildseite 7 B liegt als Bildstreifen vor dem Kind. Die Einzelbilder der zweiten Spalte werden gemischt und verdeckt auf einen Stapel gelegt. Das Kind deckt ein Kärtchen auf, sucht den entsprechenden Platz und spricht den passenden Reim.

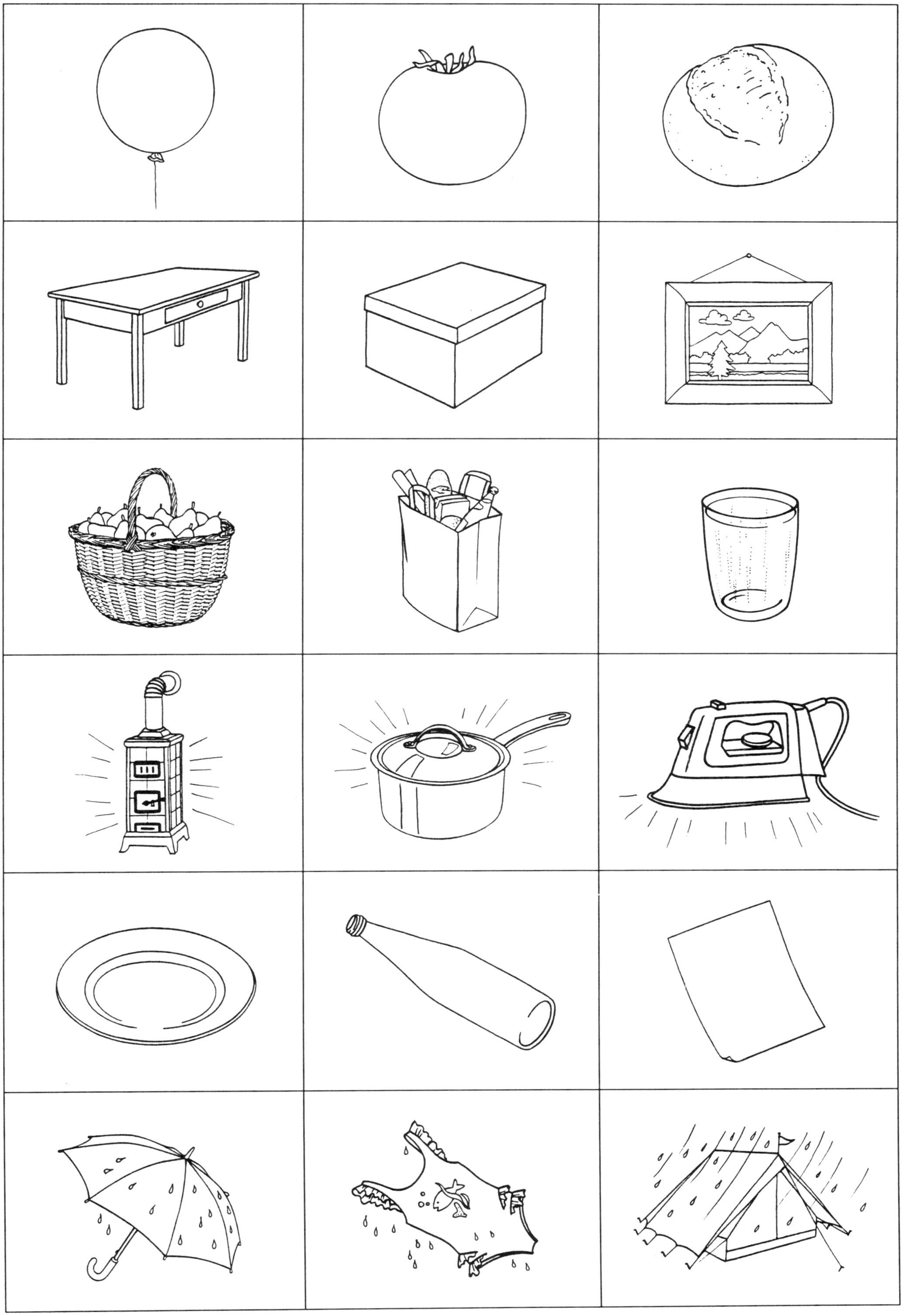

C Attributive Adjektive

Die attributiven Adjektive stehen im Allgemeinen zwischen dem Artikel und dem Nomen. Sie passen sich dem Artikel und der Zahl der Nomen an und sind deshalb schwieriger zu bilden als die prädikativen Adjektive. Das stark gebeugte Adjektiv hat dieselbe Endung wie der gebeugte bestimmte Artikel. In Zusammenhang mit dem attributiven Adjektiv werden auch die unbestimmten Artikel nochmals geübt.

Ziele

- Die Deklination des attributiven Adjektivs lernen.
- Unbestimmte Artikel und attributive Adjektive in kurzen Sätzen verwenden.

Arbeit mit dem Blatt

Vorbereitung

- Bildseite 7 C auf Zeichenpapier kopieren und in Karten zerschneiden (= Triokarten).
- Die Bildkärtchen der Familienmitglieder von Bildseite 4 A und Spielmünzen bereitlegen.

Übungswörter

männlich	**weiblich**	**sächlich**
ein runder Ballon	eine runde Tomate	ein rundes Brot
ein (vier)eckiger Tisch	eine (vier)eckige Schachtel	ein (vier)eckiges Bild
ein voller Korb	eine volle Tasche	ein volles Glas
ein heißer Ofen	eine heiße Pfanne	ein heißes Bügeleisen
ein leerer Teller	eine leere Flasche	ein leeres Blatt
ein nasser Schirm	eine nasse Badehose	ein nasses Zelt

Übungen

- Die unbestimmten Artikel und die attributiven Adjektive der ersten Spalte von Bildseite 7 C werden so lange geübt, bis das Kind die Deklination des Adjektivs und den Gebrauch des unbestimmten männlichen Artikels beherrscht.
  Beispiele: ein runder Ballon, ein eckiger Tisch
- Mit der zweiten Spalte (weibliche Nomen) und der dritten Spalte (sächliche Nomen) wird ebenso verfahren. Erst wenn das Kind die Nomen aller drei Spalten beherrscht, wird in horizontalen Reihen geübt. Auf jede richtig benannte Reihe wird eine Spielmünze gelegt. Es wird geübt, bis jede Reihe mit einer Spielmünze belegt ist.

Kombiniertes Vokalisieren und Konsonantieren

Beispiel:

t n	**h t**	**n**	**r nd s**	**b r t**	**konsonantieren**
T i n a	h a t	ei n	r u n d e s	B r o t	Übungssatz
i a	**a**	**ei**	**u e**	**o**	**vokalisieren**

Spiel

Trio

Die Karten werden gut gemischt mit der Bildseite nach unten auf dem Tisch geordnet. Die Spielregeln sind dieselben wie beim Memo, nur müssen anstelle von zwei jeweils drei passende Karten gefunden werden.

Beispiele: ein runder Ballon, eine runde Tomate, ein rundes Brot
ein eckiger Tisch, eine eckige Schachtel, ein eckiges Bild

7 Adjektive

D Zwei attributive Adjektive

7 D

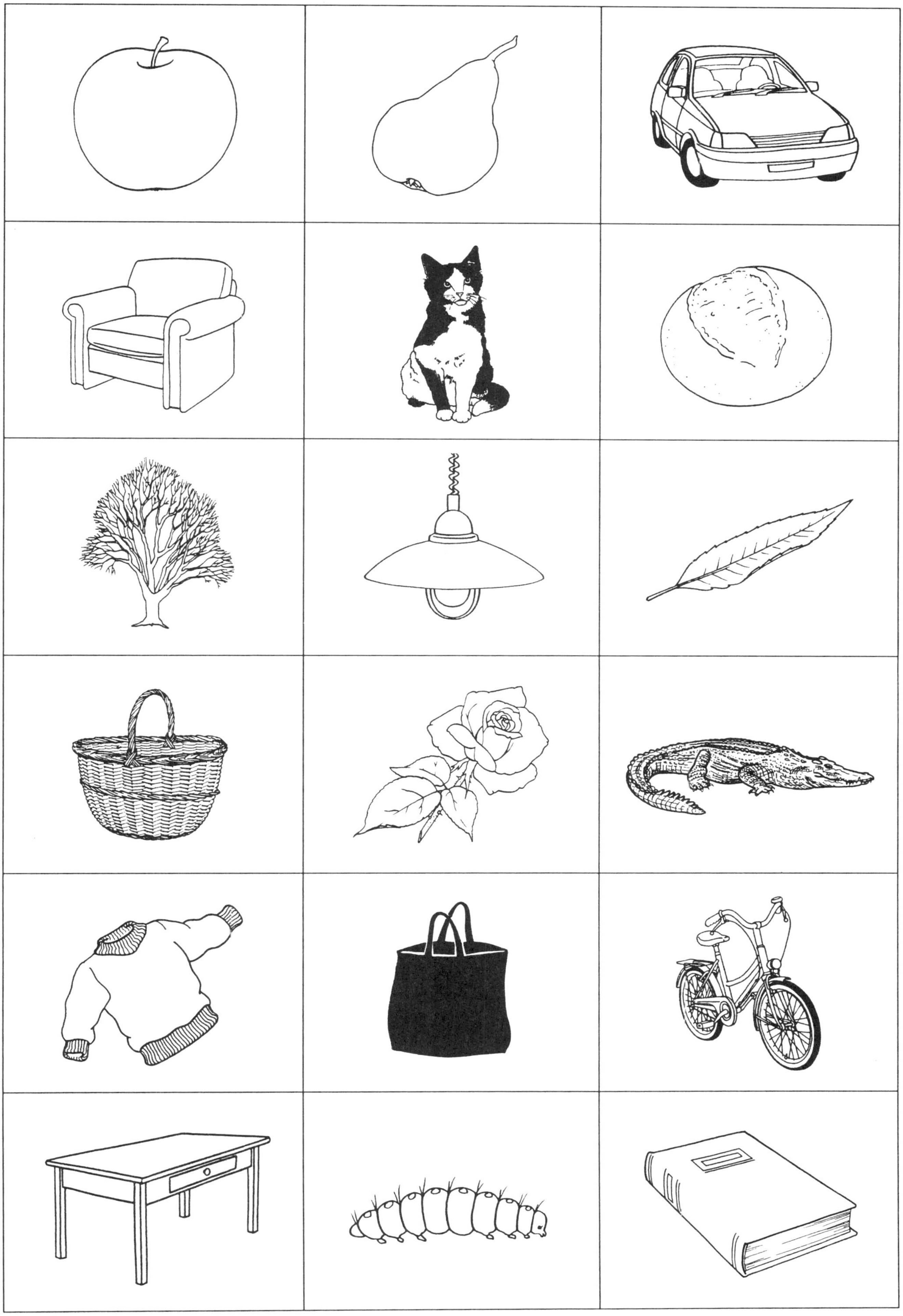

7 Adjektiv

D Zwei attributive Adjektive

Wenn zwei attributive Adjektive mit einem Nomen verwendet werden, müssen beide Adjektive dekliniert werden. Sie passen sich beide dem Geschlecht des Nomens (weiblich, männlich, sächlich) und der Anzahl (Singular, Plural) an. Mit Bildseite 7 D können gleichzeitig die Kenntnisse der Farben geprüft bzw. eingeführt und geübt werden.

Ziel
- Doppeldeklination der attributiven Adjektive lernen.
- Festigen der unbestimmten Artikel
- Benennen der wichtigsten Farben

Arbeit mit dem Blatt

Vorbereitung
- Bildseite 7 D auf Normalpapier kopieren.
- Buntstifte und Spielmünzen bereitlegen.

Übungswörter

männlich	**weiblich**	**sächlich**
ein großer, roter Apfel	eine süße, gelbe Birne	ein schnelles, blaues Auto
ein weicher, grauer Stuhl	eine liebe, schwarzweiße Katze	ein rundes, braunes Brot
ein kahler, brauner Baum	eine helle, violette Lampe	ein langes, grünes Blatt
ein leerer, brauner Korb	eine schöne, rote Rose	ein gefährliches, grünes Krokodil
ein warmer, roter Pullover	eine schwere, schwarze Tasche	ein schnelles, rotes Fahrrad
ein eckiger, weißer Tisch	eine dicke, grüne Raupe	ein dickes, braunes Buch

Übungen
- Die Logopädin spricht das undeklinierte Adjektiv vor, das Kind darf eine passende Farbe wählen. Es passt die beiden Adjektive dem Geschlecht des Nomens an.
- Beispiel:
  Logopädin: "groß"
  Kind: "ein großer, roter Apfel"
  Der Apfel wird rot ausgemalt.
- Auf Bildseite 7 D werden zuerst die Nomen der ersten Spalte durchgesprochen (Deklination zweier männlicher attributiver Adjektive). Erst danach wird die Deklination der attributiven Adjektive bei den weiblichen Nomen (zweite Spalte) und den sächlichen Nomen (dritte Spalte) geübt.
- Wenn das Kind die Nomen aller drei Spalten beherrscht, kann in horizontalen Reihen geübt werden. So lernt das Kind die drei Anpassungsmöglichkeiten der doppelten Adjektive (männlich, weiblich, sächlich) unterscheiden.
  Beispiele: ein großer, roter Apfel – eine süße, gelbe Birne – ein schnelles, blaues Auto

Kombiniertes Vokalisieren und Konsonantieren

Beispiel:

n	**w r m r**	**r t r**	**p ll v r**	**konsonantieren**
ei n	w a r m e r,	r o t e r	P u ll o v e r	Satzteil
ei	**a e**	**o e**	**u o e**	**vokalisieren**

Spiel

Münzen sammeln
Die Logopädin zeigt auf ein Bild. Das Kind benennt den Gegenstand und verwendet die zwei geübten deklinierten Adjektive. Auf jedes Bild, das richtig benannt wird, darf das Kind eine Spielmünze legen. Wie viele von insgesamt 18 möglichen Spielmünzen kann das Kind sammeln?

8 Zahlwörter

A Die Zahlwörter von eins bis fünf

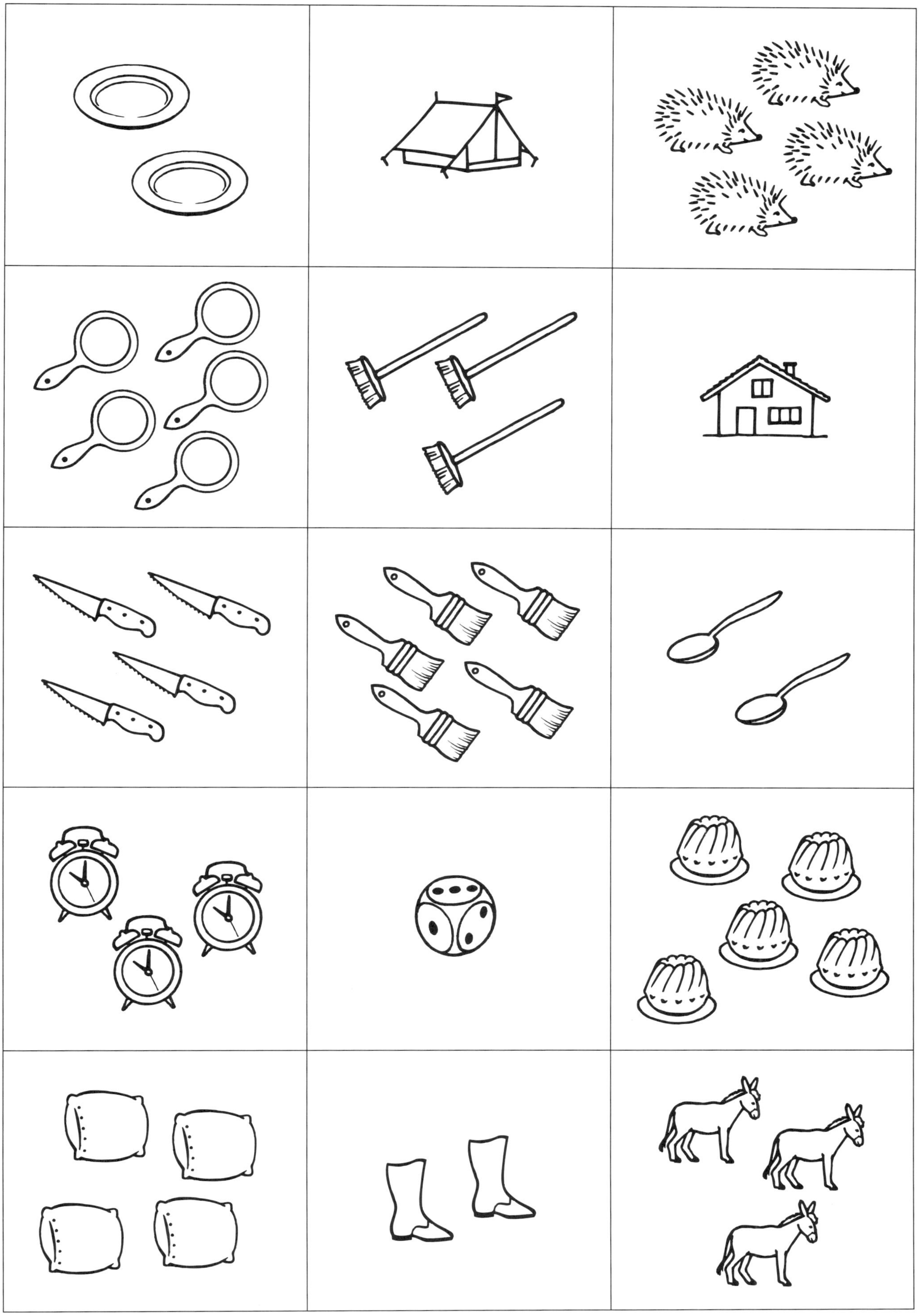

8 Zahlwörter

A Die Zahlwörter von eins bis fünf

Das Zählen von eins bis fünf ist schon für das Vorschulkind wichtig, ebenso wie das Zuordnen der Zahlen zu den entsprechenden Mengen.
Die Zahlwörter sind im Gegensatz zu den attributiven Adjektiven undekliniert. Nur die Zahl Eins wird als unbestimmter Artikel verwendet und passt sich den männlichen, weiblichen und sächlichen Nomen an.

Ziele

- Sicherheit im Zählen von eins bis fünf gewinnen.
- Mengen benennen.

Arbeit mit dem Blatt

Vorbereitung

- Bildseite 8 A auf Normalpapier kopieren.
- Zwei weitere Kopien auf Zeichenpapier anfertigen und eine davon in die einzelnen Bilder zerschneiden (= Spielkarten).
- Einen Farbwürfel und die farbigen Deckkarten der Spielseite 1 bereitlegen.
- Die Karten der Familienmitglieder von Bildseite 4 A (Vater, Mutter, Tina, Martin) bereitlegen.

Übungswörter

zwei Teller, ein Zelt, vier Igel, fünf Spiegel, drei Besen, ein Haus, vier Messer, fünf Pinsel, zwei Löffel, drei Wecker, ein Würfel, fünf Kuchen, vier Kissen, zwei Stiefel, drei Esel

Übungen

- Das Kind darf auf dem Blatt (Normalpapier) die drei Bilder, auf denen dieselbe Anzahl von Gegenständen abgebildet ist, jeweils mit derselben Farbe umrahmen.
- Die Gegenstände werden den vier Karten der Familienmitglieder von Bildseite 4 A zugeordnet. Beispiele: Tina hat ein Zelt. Martin hat fünf Pinsel. Mama hat ein Haus. Papa hat drei Esel.
- Die Bilder der ersten Reihe (zwei Teller, ein Zelt, vier Igel) werden mit drei farbigen Deckkarten der Spielseite 1 zugedeckt. Wenn das Kind die versteckten Gegenstände und die Anzahl nennen kann, darf es die entsprechende Deckkarte behalten. Ist die Antwort falsch, muß es die Deckkarte auf das Bild zurücklegen. Jede horizontale Reihe wird einzeln erarbeitet. Wie viele der insgesamt 15 Deckkarten kann das Kind gewinnen?

Variante:
Alle Bilder werden zugedeckt. Wer kann mehr Bilder erraten, bzw. Deckkarten gewinnen, die Logopädin oder das Kind?

Kombiniertes Vokalisieren und Konsonantieren

Beispiel:

t n	**h t**	**f n f**	**p n s l**	**konsonantieren**
T i n a	h a t	f ü n f	P i n s e l	Übungssatz
i a	**a**	**ü**	**i e**	**vokalisieren**

Spiel

Farbwürfelspiel

Alle Karten der Bildseite 8 A liegen offen auf dem Tisch. Mit den sechs Deckkarten, die den Farben des Farbwürfels entsprechen, werden sechs beliebige Bildkarten zugedeckt.
Nun wird reihum mit dem Farbwürfel gewürfelt. Der jeweilige Spieler muß erraten, welche Gegenstände in welcher Anzahl unter der gleichfarbigen Deckkarte versteckt sind. Wenn ihm dies gelingt, bekommt er das Bild und darf mit der frei gewordenen Deckkarte ein weiteres Bild zudecken. Falsch benannte Bilder werden wieder zugedeckt und der betreffende Spieler geht in dieser Runde leer aus. Würfelt der nächste Spieler zufällig anschließend die gleiche Farbe, muß er den Wurf wiederholen, bis er eine andere Farbe würfelt. Sieger ist, wer im Laufe des Spiels die meisten Bilder sammeln kann.

8 Zahlwörter

B Die Zahlwörter von eins bis sechs

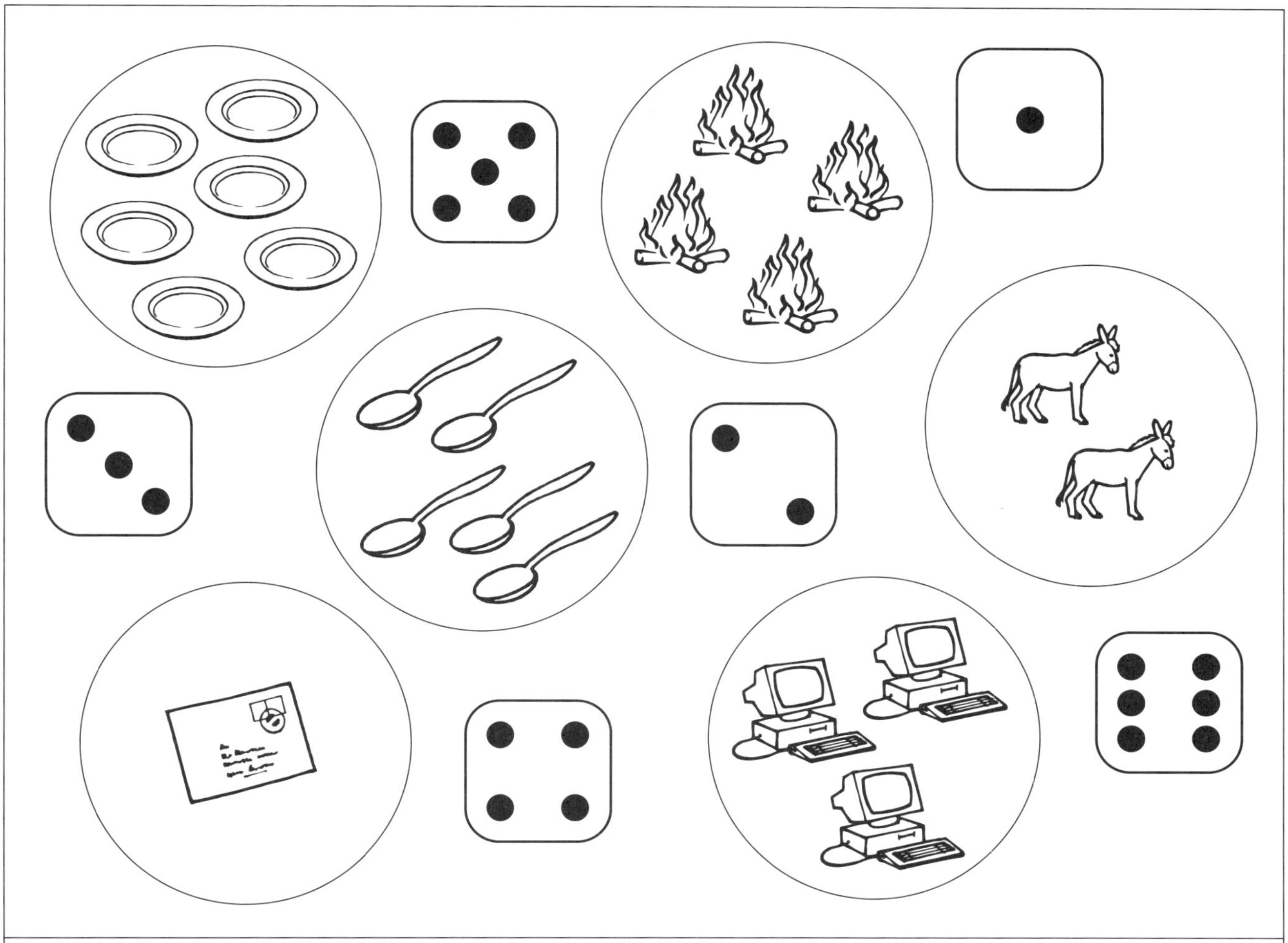

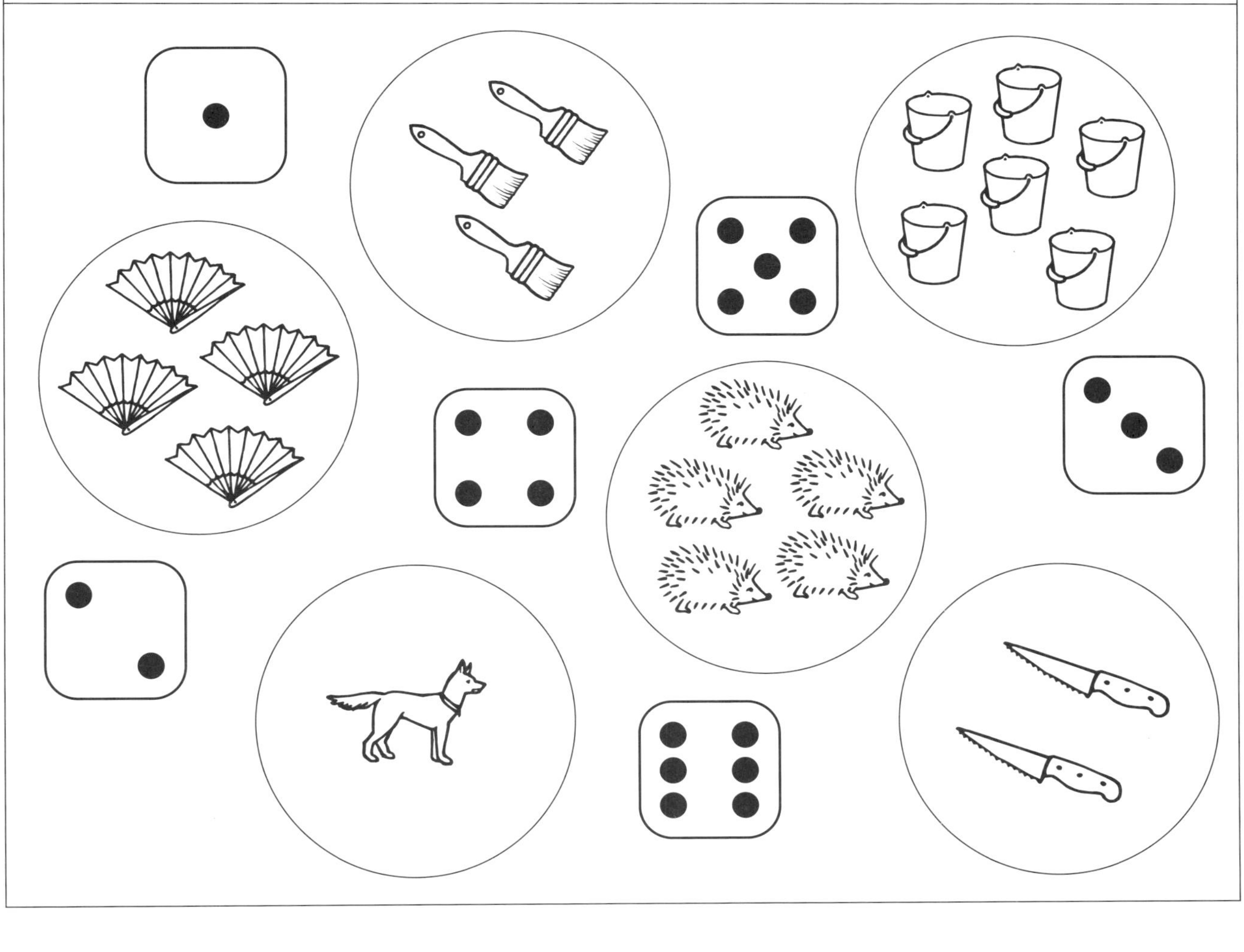

8 Zahlwörter

B Die Zahlwörter von eins bis sechs

Wenn die Zahlen von eins bis fünf eingeführt sind, kann man sie durch die Zahl Sechs ergänzen und den Würfel als Übungsmittel einsetzen.

Ziele

- Sicherheit im Zählen von eins bis sechs gewinnen.
- Erkennen der Würfelaugenzahl (ohne sie zu zählen)
- Zuordnen zur entsprechenden Menge

Arbeit mit dem Blatt

Vorbereitung

- Bildseite 8 B auf Normalpapier kopieren.
- Spielwürfel, Spielmünzen und Farbstifte bereitlegen.

Übungswörter und die entsprechende Augenzahl der Würfel

Obere Bildhälfte:

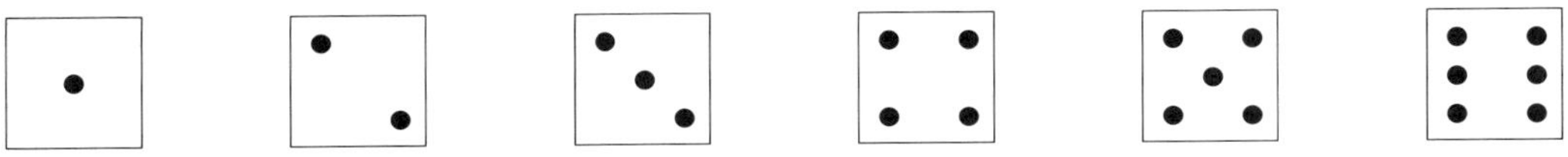

ein Brief | zwei Esel | drei Computer | vier Feuer | fünf Löffel | sechs Teller

Untere Bildhälfte:

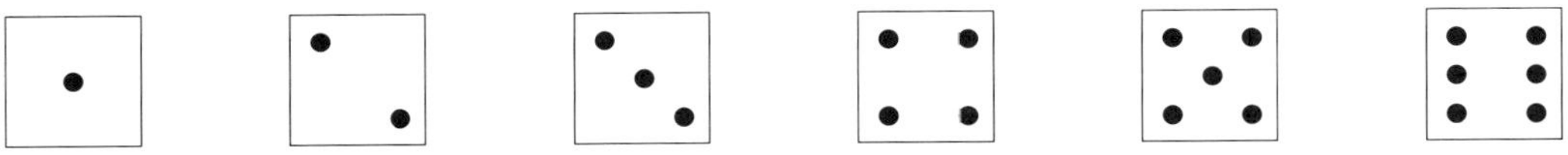

ein Hund | zwei Messer | drei Pinsel | vier Fächer | fünf Igel | sechs Eimer

Übungen

- Vorübung: Das Kind würfelt mit einem Spielwürfel und zählt die Würfelaugen. Es übt, bis es die gewürfelte Zahl spontan, ohne zu zählen, benennen kann.
- Das Kind benennt die gewürfelte Augenzahl und sucht das passende Bild oder Würfelbild. Es sagt den entsprechenden Satz, z. B. "Das sind zwei Esel (Bild)" oder "Das ist eine Zwei (Anzahl Würfelaugen)." Die gewürfelte Zahl oder das entsprechende Bild wird mit einer Spielmünze besetzt.

Kombiniertes Vokalisieren und Konsonantieren

Beispiel:

d		**s**	**s**		**n**	**d**	**d**	**r**		**p**		**n**	**s**		**l**	**konsonantieren**
D	a	s	s	i	n	d	d	r	ei	P	i	n	s	e	l	Übungssatz
	a			**i**					**ei**		**i**			**e**		**vokalisieren**

Spiel

Würfellotto

Das Kind würfelt eine Drei und legt in der oberen Spielhälfte eine Spielmünze auf den Dreierwürfel. Die Logopädin würfelt eine Vier und legt in der unteren Spielhälfte eine Spielmünze auf den Viererwürfel. Wenn das Kind erneut eine Drei würfelt, wird das Bild mit den drei Computern mit einer Spielmünze besetzt. So wird weitergespielt, bis einer der Spielenden alle seine Würfel und Bilder besetzt hat und somit Sieger wird. Wenn das Spiel beendet ist, darf das Kind die Würfel und die entsprechenden Bilder jeweils mit derselben Farbe ausmalen.

8 Zahlwörter

C Zahlwörter und attributive Adjektive

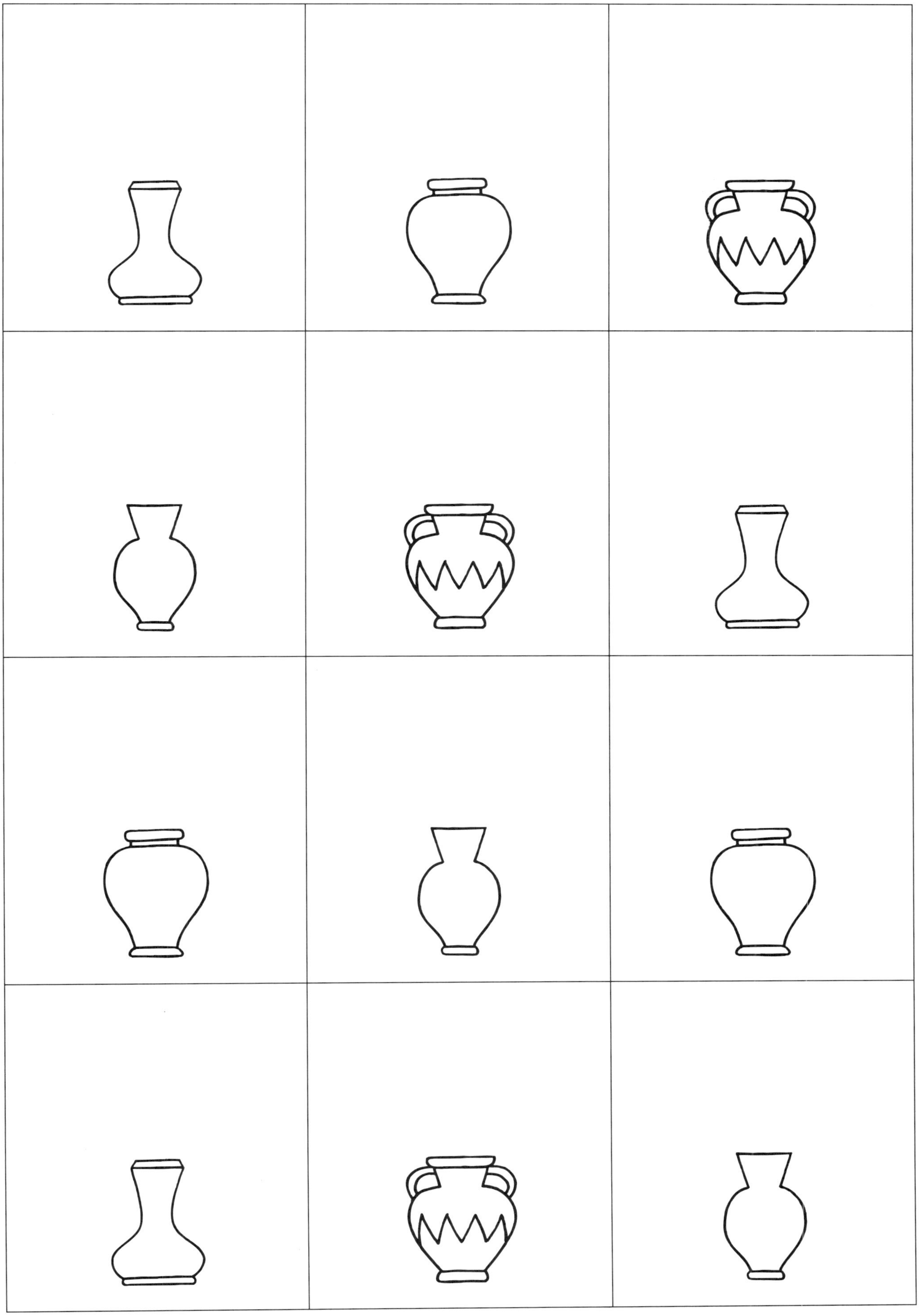

8 Zahlwörter — 8 C

C Zahlwörter und attributive Adjektive

Im Anschluss an die Kapitel 7 und 8 werden die Zahlwörter mit den attributiven Adjektiven kombiniert. Die Zahlwörter stehen vor dem attributiven Adjektiv und bleiben mit Ausnahme der Zahl Eins, die wie der unbestimmte Artikel verwendet wird, unverändert. Die attributiven Adjektive hingegen passen sich dem Geschlecht (männlich, weiblich, sächlich) sowie der Zahl (Singular, Plural) der Nomen an.

Ziele

- Kontrolle der durchgearbeiteten Kapitel
- Kombination von Zahlwörtern (undekliniert) und attributiven Adjektiven (dekliniert)
- Sicherheit bei den Mengenbezeichnungen gewinnen.

Arbeit mit dem Blatt

Vorbereitung

- Bildseite 8 C auf Normalpapier kopieren.
- Die farbige Spielseite 7 bereitlegen.
- Spielwürfel, Farbwürfel, Spielmünzen und Buntstifte bereitlegen.

Übungssätze (Bildseite 8 C)

Das sind drei gelbe Blumen. Das sind fünf blaue Blumen. Das ist eine rote Blume ...

Übungssätze (Spielseite 7)

Das sind vier blaue Blumen. Das ist eine orange Blume. Das sind sechs weiße Blumen.
Das sind zwei gelbe Blumen. Das sind fünf blaue Blumen. Das sind drei rote Blumen.
Das sind fünf weiße Blumen. Das ist eine gelbe Blume. Das sind vier orange Blumen.
Das sind drei orange Blumen. Das sind sechs blaue Blumen. Das sind zwei rote Blumen.

Übungen

- Das Kind zeichnet Blumen in die Vasen der Bildseite 8 C (eine Farbe pro Blumenstrauß). Die Anzahl und die Farben der Blumen können frei gewählt werden. Wenn das Kind das Zählen bis zehn schon beherrscht, kann es die Anzahl der Blumen aus diesem Zahlraum wählen. Der letzte Blumenstrauß kann verschiedenfarbig gemalt und das Wort "bunt" eingeführt werden.

Kombiniertes Vokalisieren und Konsonantieren

Beispiel:

d s	**s n d**	**s ch s**	**r t**	**b l m n**	**konsonantieren**
D a s	s i n d	s e ch s	r o t e	B l u m e n	Übungssatz
a	**i**	**e**	**o e**	**u e**	**vokalisieren**

Spiel

Blumenspiel

Vorübung: Das Kind benennt die Anzahl und die Farben der Blumen.
Jedem Spieler gehört die Hälfte der Blumenvasen. Der erste Spieler würfelt mit einem Farbwürfel eine Farbe (z. B. orange) und lässt den Farbwürfel auf dem Tisch liegen. Nun würfelt er mit dem Spielwürfel eine Zahl. Passt diese zu der Anzahl der orangen Blumen (obere Spielhälfte beispielsweise "eins") darf er auf den passenden Blumenstrauß eine Spielmünze legen. Stimmt die gewürfelte Zahl nicht, bleibt der Farbwürfel liegen und der Partner würfelt mit seinem Farbwürfel. Die Farbwürfel bleiben jeweils liegen, bis mit dem Zahlwürfel die richtige Zahl gewürfelt wird und die Vase mit einer Spielmünze besetzt werden kann. Dann wird eine neue Farbe gewürfelt. Wer Grün würfelt, muss eine Runde aussetzen. Gewonnen hat, wer zuerst seine beiden Reihen mit Spielmünzen besetzen kann.
In einer zweiten Runde werden die beiden Spielhälften vertauscht.

9 Pluralformen der Nomen

A 1. Gruppe: Wortstamm unverändert, Endung ändert

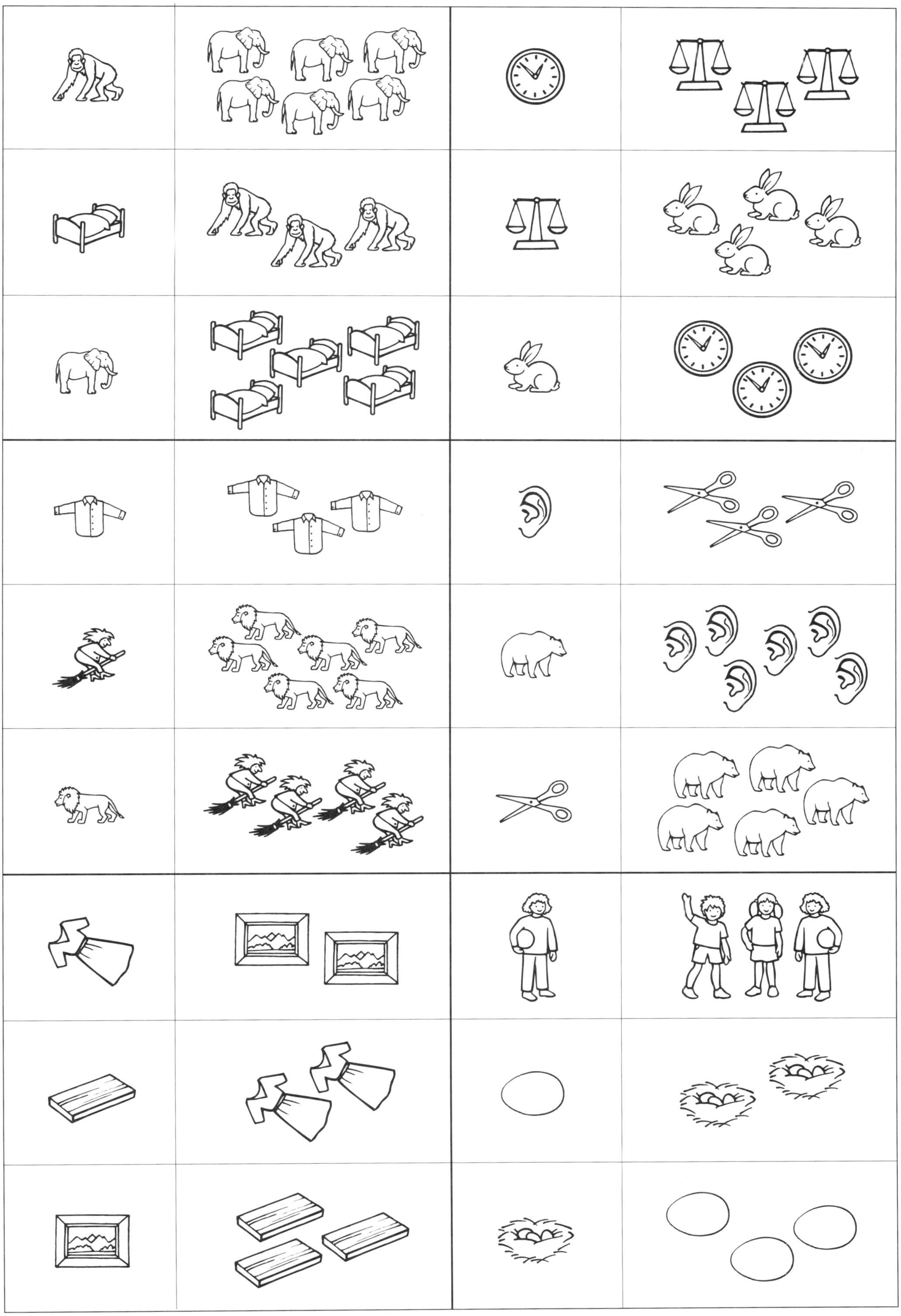

9 Pluralformen der Nomen

9 A

A 1. Gruppe: Wortstamm unverändert, Endung ändert

Wenn mit einem Nomen ausgedrückt wird, dass etwas nur einmal vorhanden ist (die Hexe) steht dieses im Singular. Wenn ausgedrückt wird, dass etwas mehrmals vorhanden ist (die Hexen), steht das Nomen im Plural. Anstelle des männlichen (der), weiblichen (die) und sächlichen (das) Artikels wird in der Pluralform der Artikel "die" verwendet. Durch hinzugefügte Wörter wie "vier, beide, viele" usw. kann der Plural präzisiert werden.
Im Schweizerdeutschen folgt die Pluralbildung nur teilweise den Regeln der Schriftsprache. Die Pluralformen müssen zudem dem jeweiligen Dialekt angepasst werden.
Es gibt in dieser 1. Gruppe verschiedene Möglichkeiten, den Plural zu bilden. Der Wortstamm bleibt unverändert, die Endung "n", "en", "er", "e" oder "s" können angehängt werden. Wir beschränken uns auf die gebräuchlichsten Pluralformen, die sowohl in der Schriftsprache als auch in Schweizer Mundart eine Endung annehmen.

Ziele

- Pluralformen der 1. Gruppe erlernen und mit Zahlwörtern kombinieren.
- Festigen der Zahlbegriffe 1–6

Arbeit mit dem Blatt

Vorbereitung

- Buntstifte, Schere und Spielwürfel bereitlegen.
- Bildseite 9 A auf Normalpapier kopieren.
- Zwei Kopien der Bildseite 9 A auf verschiedenfarbigem Zeichenpapier anfertigen. Eine Kopie in sechs Tafeln zerschneiden, die andere in die 36 Einzelbilder.

Übungssätze

Das ist ein Affe. Das sind drei Affen. Das ist ein Bett. Das sind fünf Betten. Das ist ein Elefant. Das sind sechs Elefanten. Das ist ein Hemd. Das sind drei Hemden. Das ist eine Hexe. Das sind vier Hexen. Das ist ein Löwe. Das sind sechs Löwen. Das ist ein Kleid. Das sind zwei Kleider. Das ist ein Brett. Das sind drei Bretter. Das ist ein Bild. Das sind zwei Bilder. Das ist eine Uhr. Das sind drei Uhren. Das ist eine Waage. Das sind drei Waagen. Das ist ein Hase. Das sind vier Hasen. Das ist ein Ohr. Das sind sechs Ohren. Das ist ein Bär. Das sind fünf Bären. Das ist eine Schere. Das sind drei Scheren. Das ist ein Kind. Das sind zwei Kinder. Das ist ein Ei. Das sind drei Eier. Das ist ein Nest. Das sind zwei Nester.

Übungen

- Das Kind benennt auf dem Blatt (Normalpapier) erst die Singular-, dann die Pluralbilder. Zum Präzisieren wird vor den Plural ein Zahlwort gesetzt. Das Kind verbindet mit einem Farbstift die Singularbilder mit den entsprechenden Pluralbildern oder es umrahmt die zusammengehörigen Bilder mit derselben Farbe.

Kombiniertes Vokalisieren und Konsonantieren

Beispiel:

d s	**s n d**	**f n f**	**l f n t n**	**konsonantieren**
D a s	s i n d	f ü n f	E l e f a n t e n	Übungssatz
a	**i**	**ü**	**e e a e**	**vokalisieren**

Spiel

Zahlwürfelspiel

Jeder Spieler erhält drei Tafeln der Bildseite 9 A. Die 36 Bildkärtchen werden offen auf dem Tisch ausgelegt. Das Kind und die Logopädin würfeln abwechselnd. Für die gewürfelte Augenzahl dürfen die Spielenden jeweils ein in der Anzahl passendes Pluralkärtchen nehmen. Würfelt das Kind eine Fünf, sagt es zum Beispiel: "Das sind fünf Elefanten."
Wer eine Eins würfelt, darf zwei Kärtchen auswählen: Ein Singularkärtchen und das passende Pluralbild. Dazu wird gesprochen: "Das ist eine Uhr, das sind drei Uhren."
Wird eine Fünf gewürfelt, wenn alle Pluralbilder mit der Anzahl Fünf schon besetzt sind, darf man ein passendes Singularbild auswählen. Dazu wird gesprochen: "Das ist ein Bett, das sind fünf Betten."
Gewinner ist, wer seine drei Tafeln zuerst mit den entsprechenden Kärtchen gefüllt hat.

9 Pluralformen der Nomen

B 2. Gruppe: Wortstamm und Endung ändern **9 B**

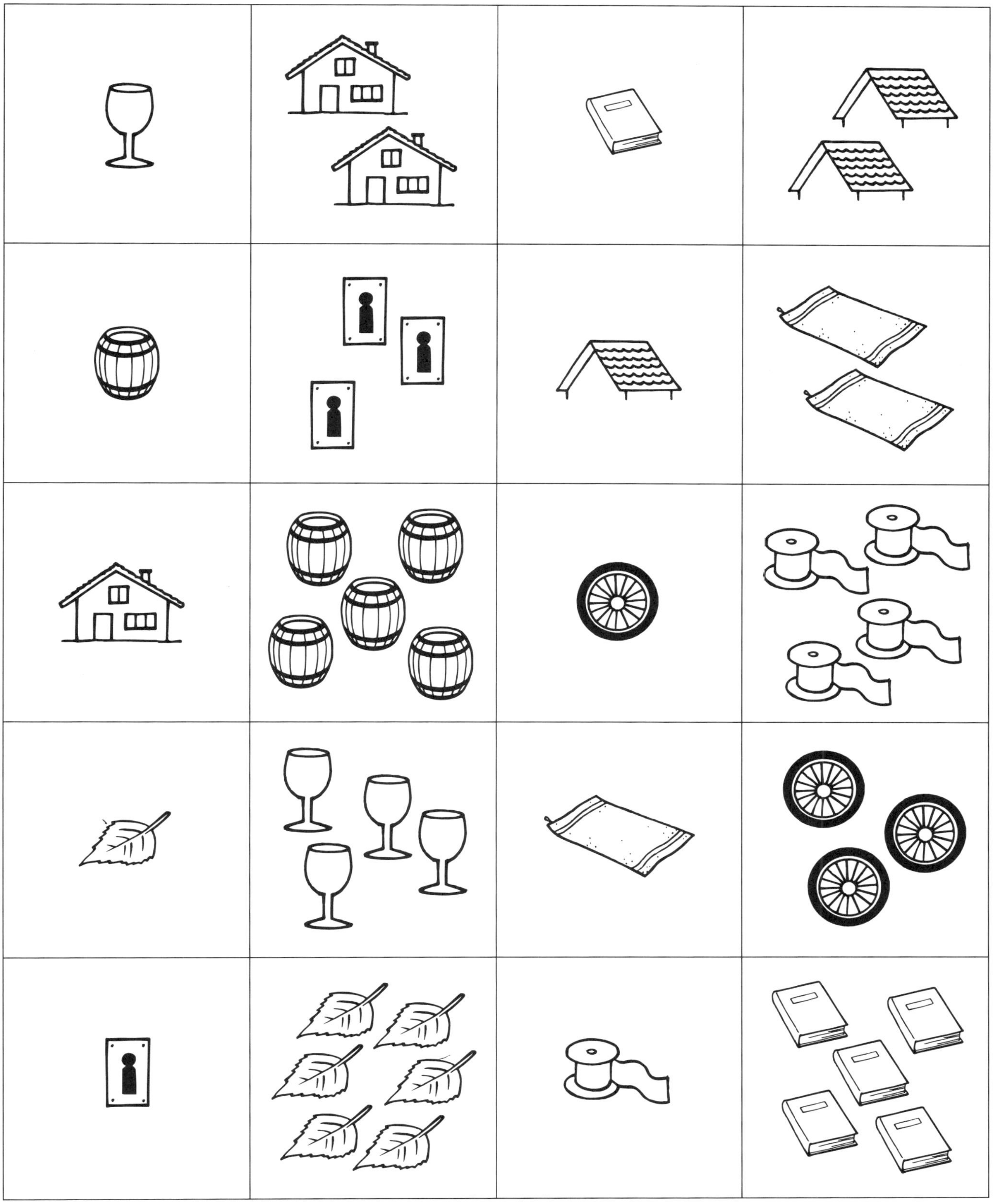

9 Pluralformen der Nomen

B 2. Gruppe: Wortstamm und Endung ändert

Dieser Pluraltyp wird durch einen Umlaut des Stammvokals und durch die Änderung der Endung erzielt. In dieser Gruppe folgt die Pluralbildung im Schweizerdeutschen vorwiegend den Regeln der Schriftsprache. Beispiel: Das ist ein Glas, das sind vier Gläs**er** (Änderung des Stammvokales, die Endung "**er**" wird angehängt).

Ziele

- Pluralformen der zweiten Gruppe erlernen und mit Zahlwörtern kombinieren.

Arbeit mit dem Blatt

Vorbereitung

- Leimstift, Buntstifte und Schere bereitlegen.
- Zwei Kopien der Bildseite 9 B auf Normalpapier anfertigen.
  Bei der zweiten Kopie die erste und dritte Spalte (Singular) als Streifen ausschneiden, die zweite und vierte Spalte (Plural) in Einzelbilder zerschneiden.
- Zwei weitere Kopien der Bildseite 9 B auf Zeichenpapier in die je 20 Einzelbilder zerschneiden.

Übungssätze

Das ist ein Glas. Das sind vier Gläser. Das ist ein Fass. Das sind fünf Fässer. Das ist ein Haus. Das sind zwei Häuser. Das ist ein Blatt. Das sind sechs Blätter. Das ist ein Schlüsselloch. Das sind drei Schlüssellöcher. Das ist ein Buch. Das sind fünf Bücher. Das ist ein Dach. Das sind zwei Dächer. Das ist ein Rad. Das sind drei Räder. Das ist ein Tuch. Das sind vier Tücher. Das ist ein Band. Das sind vier Bänder.

Übungen

- Das Kind benennt die Nomen im Singular. Die Logopädin erklärt die Pluralbildung: Änderung des Stammvokals und Anfügen der Endung "er". Das Kind zeigt zu jedem Singularbild das passende Pluralbild und umrandet jeweils beide mit derselben Farbe. Es formuliert den entsprechenden Satz: "Das ist ein Glas. Das sind vier Gläser."

- Die ausgeschnittenen Streifen der Spalten eins und drei (Singular) werden ins Heft oder auf ein Blatt Papier geklebt, die Einzelbilder der Spalten zwei und vier (Plural) gemischt auf den Tisch gelegt. Das Kind sucht das passende Pluralbild und klebt es neben das Singularbild. Es formuliert die entsprechenden Sätze.

Kombiniertes Vokalisieren und Konsonantieren

Beispiel:

d s	**s n d**	**z w**	**d ch r**	**konsonantieren**
D a s	s i n d	z w ei	D ä ch e r	Übungssatz
a	**i**	**ei**	**ä e**	**vokalisieren**

Spiel

Bilderpaare würfeln

Das Kind und die Logopädin verteilen die 40 Einzelbildkärtchen (Bildseite 1 B, 2-mal kopiert) offen auf der Spielfläche und würfeln abwechselnd. Wer eine Eins würfelt, nimmt eine Singularkarte und sagt z. B. "Das ist ein Glas". Wenn dieser Spieler später eine Vier würfelt, nimmt er die Karte mit den vier Gläsern und sagt: "Das sind vier Gläser." Je mehr "Einerbilder" man sammeln kann, desto mehr Möglichkeiten ergeben sich, jeweils die dazugehörenden Karten zu gewinnen. Wer hat am Schluss des Spiels mehr Bilderpaare gewonnen?

9 Pluralformen der Nomen

C 3. Gruppe: Wortstamm ändert, Endung kann ändern

9 C

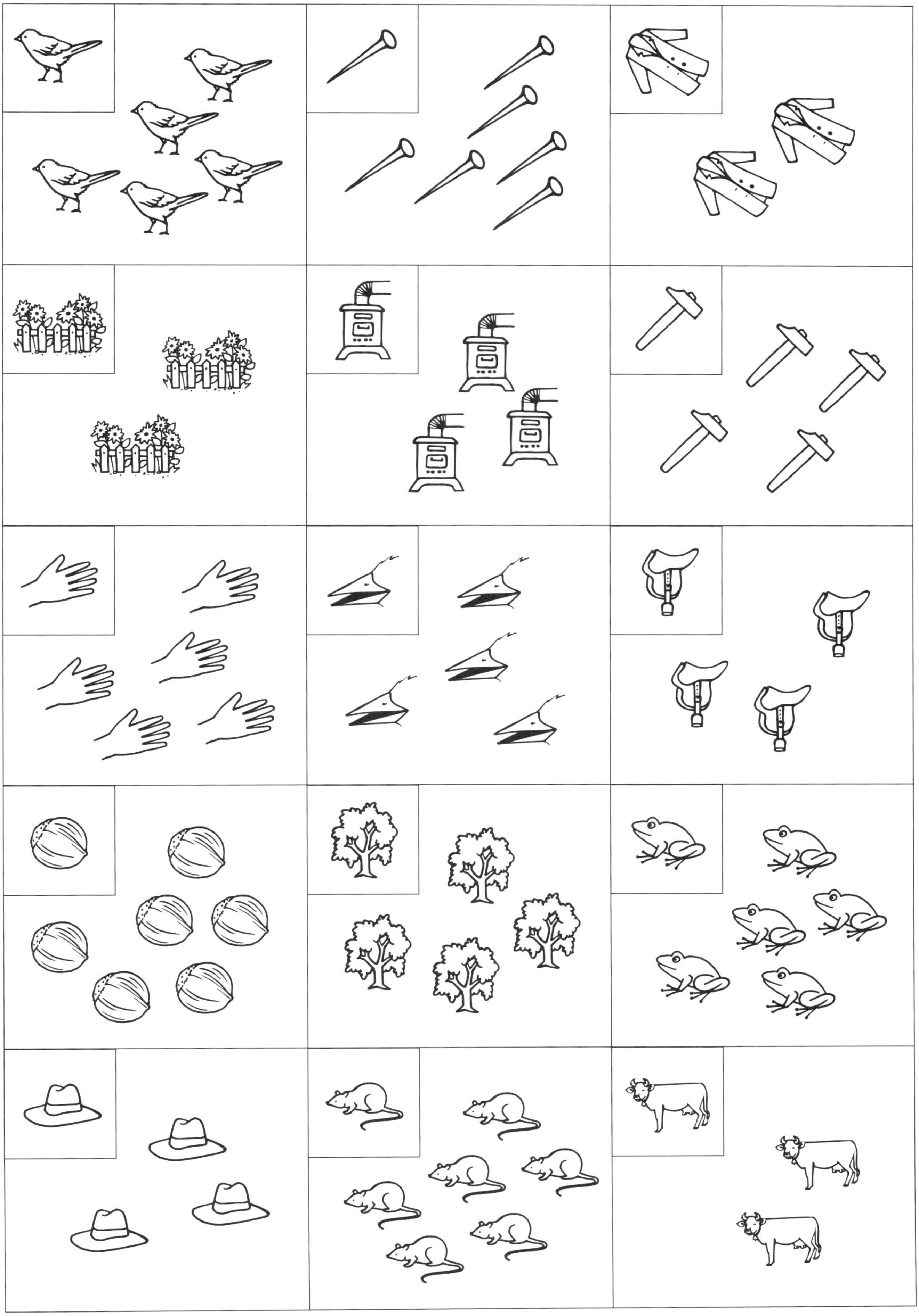

9 Pluralformen der Nomen — 9 C

C 3. Gruppe: Wortstamm ändert, Endung kann ändern

Dieser Pluraltyp wird gebildet, indem der Wortstamm durch einen Umlaut verändert wird (Vogel – Vögel). Bei einem Teil der Nomen wird die Endung "e" beigefügt (Baum – Bäume).
In dieser Gruppe folgt die Pluralbildung im Schweizerdeutschen mit dem Umlaut des Stammvokals mehrheitlich den Regeln der Schriftsprache, die Endung "e" wird jedoch selten angehängt (Vogel – Vögel, Baum – Bäum).

Ziele

- Die zwei Pluralformen der dritten Gruppe in Kombination mit den Zahlwörtern lernen.
- Singular- und Pluralsätze mit den beiden Pluralformen bilden lernen.

Arbeit mit dem Blatt

Vorbereitung

- 2 Kopien der Bildseite 9 C auf Zeichenpapier herstellen und eine davon für das Farbwürfelspiel in die fünfzehn Einzelbilder zerschneiden.
- Die Deckkarten der Spielseite 1 und einen Farbwürfel bereitlegen.

Übungssätze

Das ist ein Vogel. Das sind fünf Vögel. Das ist ein Nagel. Das sind sechs Nägel. Das ist ein Mantel. Das sind zwei Mäntel. Das ist ein Garten. Das sind zwei Gärten. Das ist ein Ofen. Das sind drei Öfen. Das ist ein Hammer. Das sind vier Hämmer. Das ist eine Hand. Das sind fünf Hände. Das ist ein Schnabel. Das sind vier Schnäbel. Das ist ein Sattel. Das sind drei Sättel. Das ist eine Nuss. Das sind sechs Nüsse. Das ist ein Baum. Das sind vier Bäume. Das ist ein Frosch. Das sind fünf Frösche. Das ist ein Hut. Das sind drei Hüte. Das ist eine Maus. Das sind sechs Mäuse. Das ist eine Kuh. Das sind zwei Kühe.

Übungen

- Das Kind benennt die Singularbildchen und bildet die korrekten Pluralformen. Es übt die fünfzehn Singular- und Pluralsätze, bis es die Pluralformen sicher bilden kann.
- Die Bilder der ersten Reihe (ein Vogel, fünf Vögel, ein Nagel, sechs Nägel, ein Mantel, drei Mäntel) werden mit drei farbigen Deckkarten der Spielseite 1 zugedeckt. Wenn das Kind die versteckten Gegenstände und die Anzahl nennen kann, darf es die entsprechende Deckkarte behalten. Ist die Antwort falsch, muss es die Deckkarte auf das Bild zurücklegen.
  Jede horizontale Reihe wird einzeln erarbeitet. Wie viele der insgesamt 15 Deckkarten kann das Kind gewinnen?

  Variante:
  Alle Bilder werden zugedeckt. Wer kann mehr Bilder erraten bzw. Deckkarten gewinnen, die Logopädin oder das Kind?

Kombiniertes Vokalisieren und Konsonantieren

Beispiel:

d s	**s n d**	**f n f**	**v g l**	**konsonantieren**
D a s	s i n d	f ü n f	V ö g e l	Übungssatz
a	**i**	**ü**	**ö e**	**vokalisieren**

Spiel

Farbwürfelspiel

Alle Karten der Bildseite 9 C liegen offen auf dem Tisch. Mit den Deckkarten werden sechs beliebige Bildkarten zugedeckt.
Nun werden reihum Farben gewürfelt. Der jeweilige Spieler muss erraten, welche Gegenstände in welcher Anzahl unter der gleichfarbigen Deckkarte versteckt sind. Wenn ihm dies gelingt, bekommt er das Bild und darf mit der frei gewordenen Deckkarte ein weiteres Bild zudecken. Falsch benannte Bilder werden wieder zugedeckt und der betreffende Spieler geht in dieser Runde leer aus. Würfelt der nächste Spieler zufällig anschließend die gleiche Farbe, muss er den Wurf wiederholen, bis er eine andere Farbe würfelt. Sieger ist, wer im Laufe des Spiels die meisten Bilder sammeln kann.

D 4. Gruppe: Wortstamm und Endung unverändert

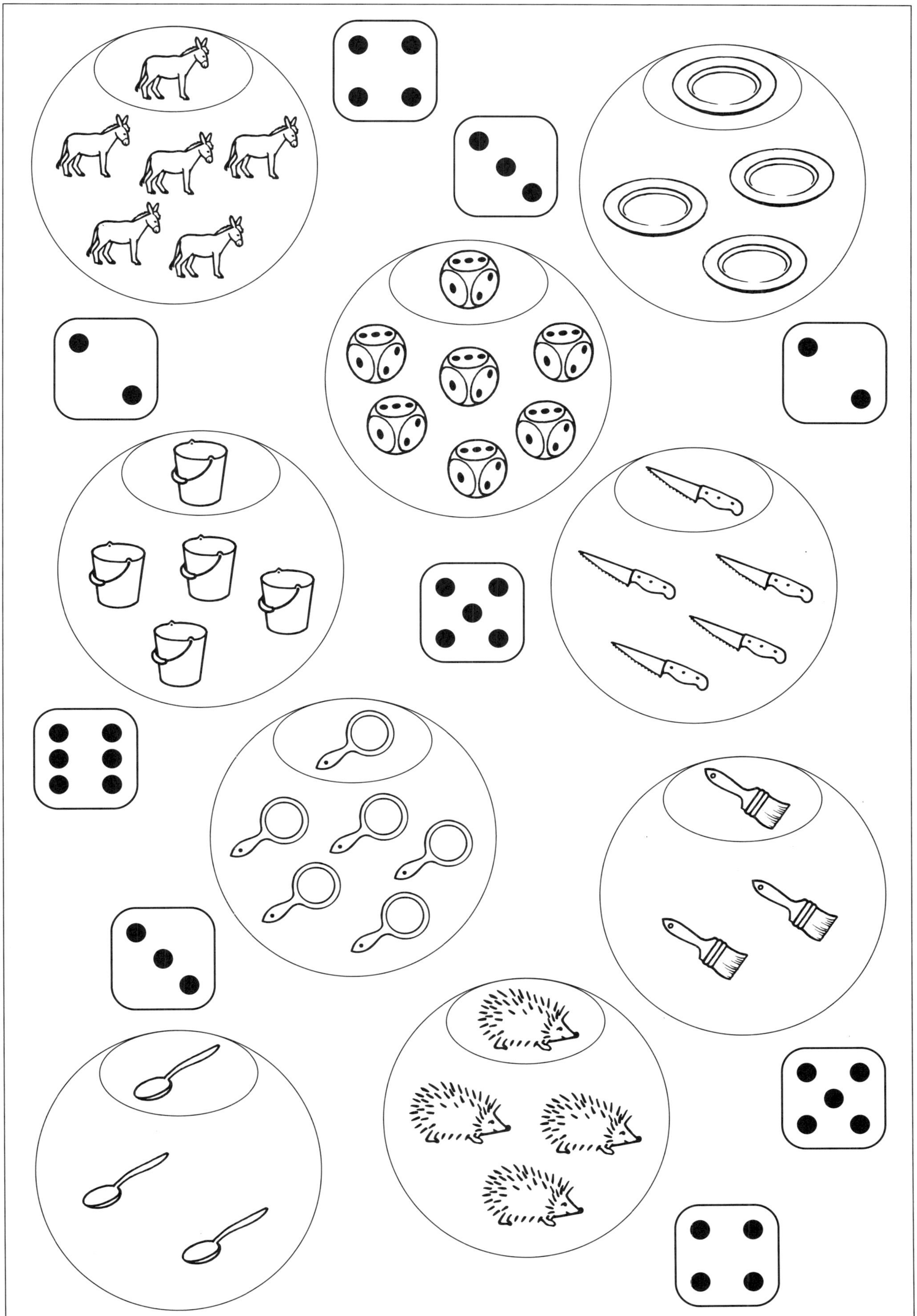

9 Pluralformen der Nomen 9 D

D 4. Gruppe: Wortstamm und Endung unverändert

Der Wortstamm und die Endung sind unverändert. Der Plural wird bei allen Nomen (auch sächlich und männlich) nur durch den Gebrauch des Artikels "die", das Verwenden eines Zahlwortes oder durch das Hinzufügen eines die Menge präzisierenden Adjektivs wie "einige", "viele", "wenige", "beide" usw. erkannt.

Ziele

- Pluralformen der vierten Gruppe lernen.
- Zuordnen der Würfelaugen zu den passenden Bildern.

Arbeit mit dem Blatt

Vorbereitung

- Bildseite 9 D auf Normalpapier kopieren.
- Spielmünzen in zwei Farben, Buntstifte und einen Spielwürfel bereitlegen.

Übungssätze

Das ist ein Esel. Das sind fünf Esel. Ich male die fünf Esel aus. Das ist ein Teller. Das sind drei Teller. Ich male die drei Teller aus. Das ist ein Würfel. Das sind sechs Würfel. Ich male die sechs Würfel aus. Das ist ein Eimer. Das sind vier Eimer. Ich male die vier Eimer aus. Das ist ein Messer. Das sind vier Messer. Ich male die vier Messer aus. Das ist ein Spiegel. Das sind fünf Spiegel. Ich male die fünf Spiegel aus. Das ist ein Pinsel. Das sind zwei Pinsel. Ich male die zwei Pinsel aus. Das ist ein Löffel. Das sind zwei Löffel. Ich male die zwei Löffel aus. Das ist ein Igel. Das sind drei Igel. Ich male die drei Igel aus.

Übungen

- Das Kind benennt ein Singularbildchen (im kleinen Oval), z. B.: "Das ist ein Esel." Dann benennt es die Anzahl der im großen Kreis abgebildeten Esel: "Das sind fünf Esel. Ich male die fünf Esel aus." Es malt sie mit einem Buntstift aus.

- Das Kind verbindet jeweils ein Würfelbild mit einem Kreis, in dem die entsprechende Anzahl bunt bemalter Dinge vorhanden ist.

Kombiniertes Vokalisieren und Konsonantieren

Beispiel:

ch	**m l**	**d**	**f n f**	**s l**	**s**	**konsonantieren**
I ch	m a l e	d ie	f ü n f	E s e l	au s	Übungssatz
i	**a e**	**i**	**ü**	**e e**	**au**	**vokalisieren**

Spiel

Münzen setzen

Das Kind und die Logopädin erhalten Spielmünzen, die Logopädin beispielweise rote und das Kind grüne. Sie würfeln abwechselnd. Wer zum Beispiel eine Drei würfelt, legt eine Spielmünze der eigenen Farbe auf ein Bild mit drei Gegenständen oder auf einen Würfel mit drei Augen. Sieger ist, wer mehr Bilder bzw. Würfel mit den Spielmünzen seiner eigenen Farbe besetzen kann.

B Die Zahlwörter von eins bis sechs

A Die Zahlwörter von eins bis fünf

NX-W · S 230 · II/94

9 Pluralformen

E Alle Pluralformen gemischt

9 E

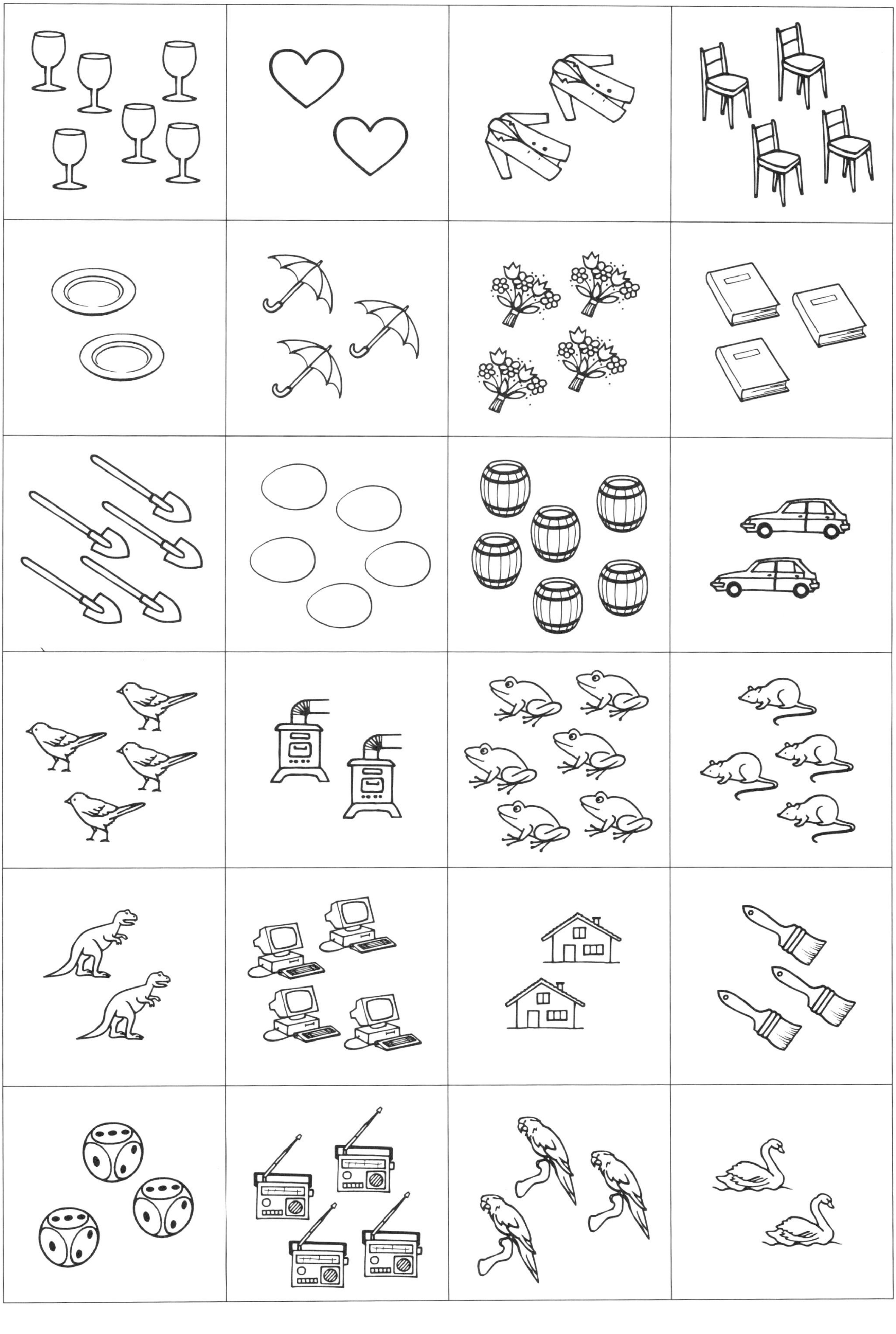

9 Pluralformen der Nomen

E Alle Pluralformen gemischt

Nun soll das Kind alle richtigen Pluralformen gemischt anwenden.
Mit dem Memo der Spielseite 8 kann die Differenzierung der verschiedenen Pluralformen zusätzlich intensiv geübt werden.

Die vier Pluralgruppen auf einen Blick

	Wortstamm	Endung	Hinzufügen	Beispiele
1. Gruppe	unverändert	ändert	"n" "en" "er" "e" "s"	Hase**n**, Kleid**er**, Auto**s**
2. Gruppe	ändert (Umlaut)	ändert	"er"	R**ä**d**er**, Gl**ä**s**er**, H**äuser**
3. Gruppe	ändert (Umlaut)	ändert zum Teil	— "e"	V**ö**gel, N**ä**gel, B**äu**m**e**
4. Gruppe	unverändert	unverändert	—	die Esel, dei Messer

Ziele

- Differenzieren der Pluralformen und Sicherheit in ihrem Gebrauch
- Schulen des optischen und sprachlichen Gedächtnisses (Memo)

Arbeit mit dem Blatt

Vorbereitung

- Bildseite 9 E auf Normalpapier kopieren.
- Spielmünzen in verschiedenen Farben bereitlegen.
- Memo auf Spielseite 8 in die einzelnen Karten zerschneiden.

Übungssätze

Das sind sechs Gläser. Das sind zwei Herzen (zwei Mäntel, vier Stühle, zwei Teller, drei Schirme, vier Sträuße, drei Bücher, fünf Schaufeln, fünf Eimer, sechs Fässer ...).

Übungswörter für das Memospiel

ein Esel	– zwei Esel	ein Hahn	– vier Hähne	eine Schnecke	– sechs Schnecken
eine Kuh	– vier Kühe	ein Käfer	– fünf Käfer	ein Schmetterling	– fünf Schmetterlinge
ein Baum	– zwei Bäume	ein Hut	– drei Hüte	ein Blatt	– drei Blätter
ein Frosch	– sechs Frösche	ein Rollbrett	– drei Rollbretter	eine Ziege	– zwei Ziegen

Übungen

- Das Kind benennt die Illustrationen mit dem entsprechenden Zahlwort und in der richtigen Pluralform. Die Logopädin hilft bei den Unsicherheiten.

- Das Kind legt, wenn es den Plural richtig gebildet hat, auf die entsprechende Zeichnung z. B. eine rote Spielmünze. Wie viele Spielmünzen kann das Kind im ersten Durchgang platzieren? Beim nächsten Durchgang wird nur noch der Plural der offen gebliebenen Abbildungen genannt. Für jede richtige Pluralbildung darf es nun z. B. eine grüne Spielmünze platzieren. Wie viele Farben (bzw. Durchgänge) benötigt das Kind, bis alle Abbildungen mit Spielmünzen besetzt sind?

Kombiniertes Vokalisieren und Konsonantieren

Beispiel:

```
sd  s   s n d  z w       s       konsonantieren
D a s   s i n d  z w e i  E s e l  Übungssatz
  a       i        e i  e   e    vokalisieren
```

Spiel

Memo

Die farbigen Memokarten der Spielseite 8 werden gemischt und in Reihen geordnet, verdeckt auf dem Tisch ausgelegt. Nun wird Memo gespielt. Als Kartenpaar gelten Karten mit den gleichen Gegenständen, die in verschiedener Zahl vorliegen. Beispiel: "Das ist ein Rad. Das sind drei Räder". Wer am Schluss des Spiels mehr Kartenpaare besitzt, hat gewonnen.

10 Steigerungsformen des Adjektivs

Positiv, Komparativ und Superlativ

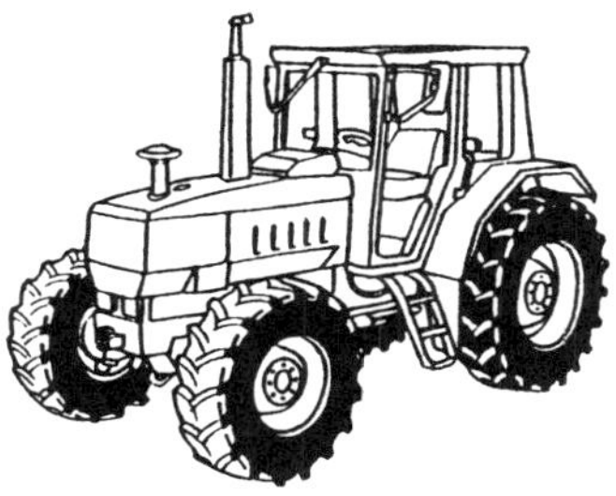
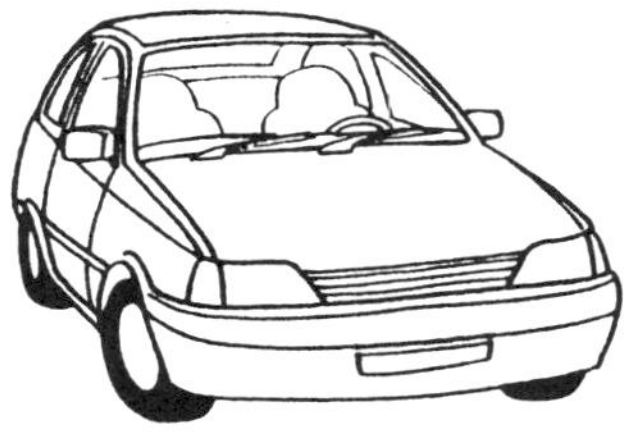
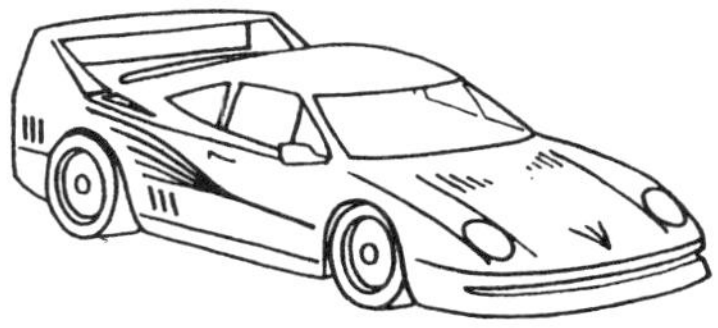
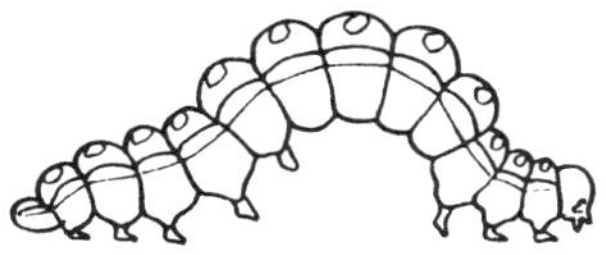
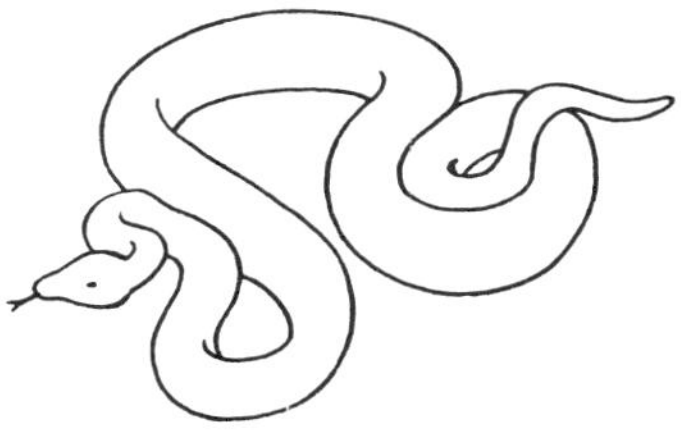
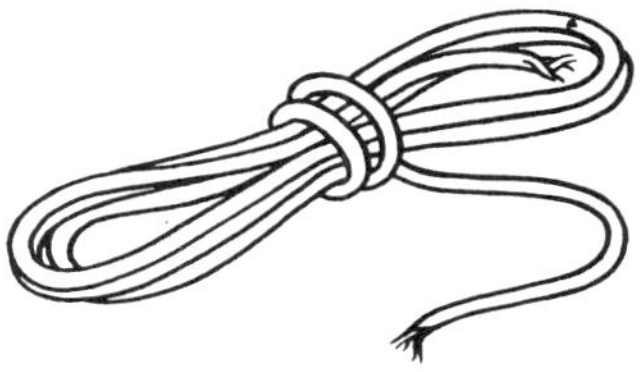

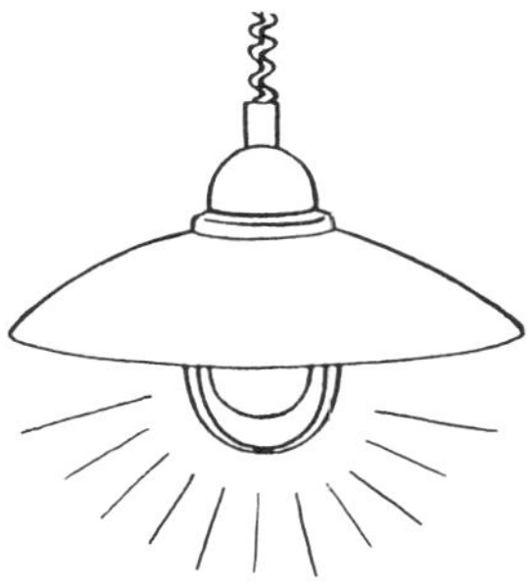
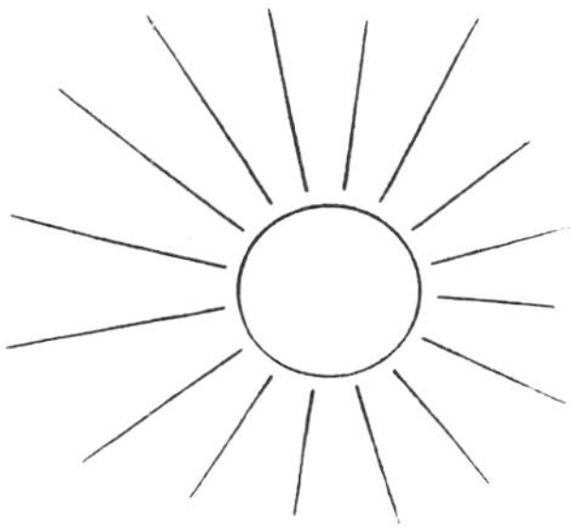
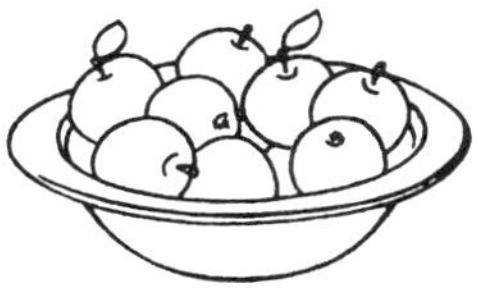
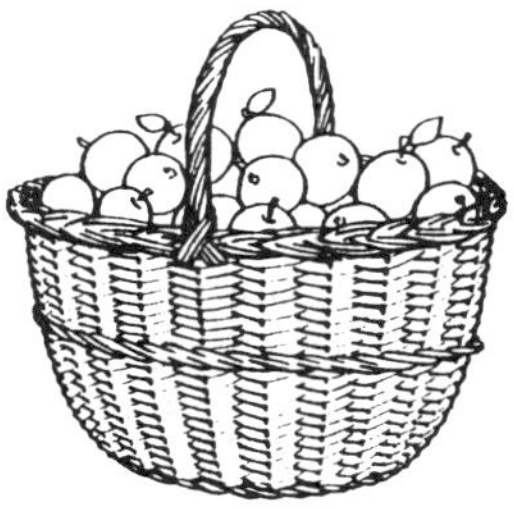
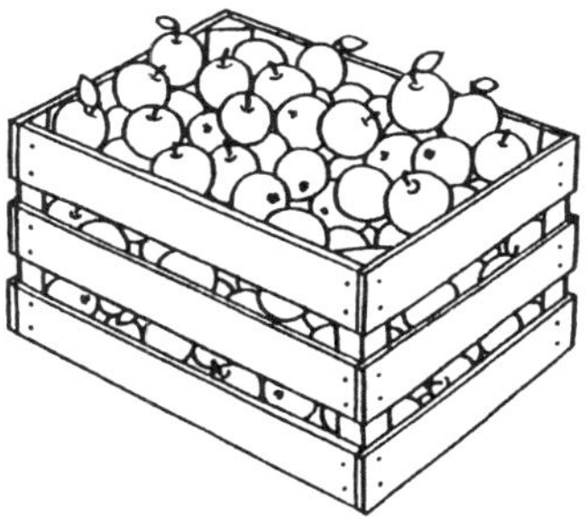
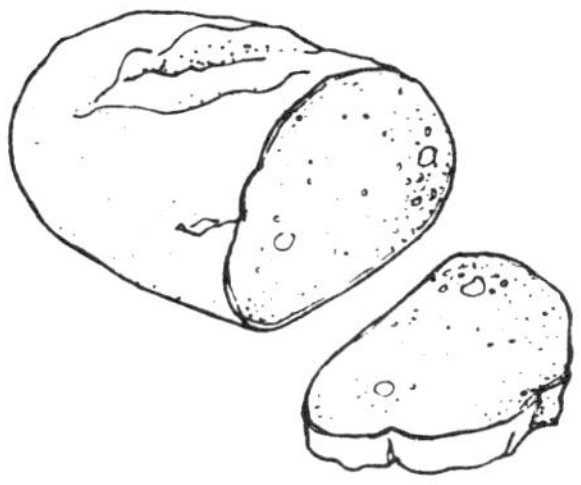
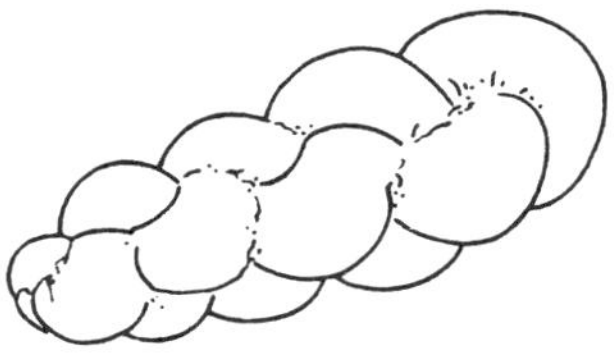
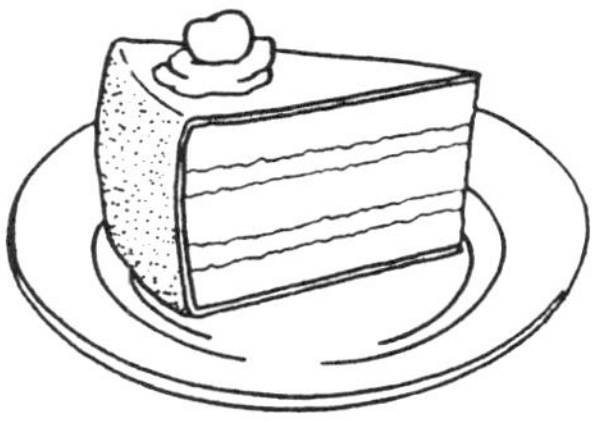

10 Steigerungsformen des Adjektivs

Positiv, Komparativ und Superlativ

Mit den Steigerungsformen werden verschiedene Grade eines Merkmals oder einer Eigenschaft gekennzeichnet. Man unterscheidet drei Stufen: Positiv, Komparativ, Superlativ.
Positiv (Grundstufe, gleicher Grad): Es wird gesagt, wie jemand oder etwas ist: schnell, farbig ...
Komparativ (Höherstufe, ungleicher Grad): Es wird gesagt, dass zwei Dinge oder Wesen in Bezug auf eine Eigenschaft im Grad verschieden sind. Beispiel: schnell**er**, farbig**er** ...
Superlativ (Höchststufe, höchster Grad): Es wird gesagt, dass von mindestens drei Dingen oder Wesen einem der höchste Grad einer Eigenschaft zukommt. Beispiel: am schnell**sten**, am farbig**sten** ...
Bestimmte Adjektive erhalten im Komparativ und Superlativ einen Umlaut.
Beispiele: alt, älter, am ältesten, jung, jünger, am jüngsten, groß, größer, am größten usw.
Es gibt auch einige unregelmäßige Steigerungsformen, wo der Komparativ und der Superlativ nicht von der Grundstufe abgeleitet werden:

Beispiele:		
	gut – besser – an besten	hoch – höher – am höchsten
	nah – näher – am nächsten	viel – mehr – am meisten

Ziele

- Einüben der drei Steigerungsformen und die Adjektive in kurzen Sätzen verwenden.
- Die wichtigsten unregelmäßigen Steigerungsformen lernen.

Arbeit mit dem Blatt

Vorbereitung

- Bildseite 10 zweimal auf Zeichenpapier kopieren und zerschneiden (= 30 Karten).
- Drei verschieden große Tiere bzw. Gegenstände bereitstellen (z. B. Kuh, Elefant, Dinosaurier).

Übungssätze

Der Traktor fährt schnell.	Das Auto fährt schnell**er**.	Das Rennauto fährt **am** schnell**sten**.
Die Raupe ist lang.	Die Schlange ist läng**er**.	Das Seil ist **am** läng**sten**.
Die Kerze ist hell.	Die Lampe ist hell**er**.	Der Sonne ist am hell**sten**.
Auf dem Teller sind viele Äpfel.	Im Korb sind **mehr** Äpfel.	In der Kiste sind **am meisten** Äpfel.
Das Brot ist gut.	Der Zopf ist **besser**.	Die Torte ist **am besten**.

Übungen

- Logopädin: "Die Kuh ist groß." Kind: "Der Elefant ist größer. Der Dinosaurier ist am größten."
- Anhand der Bildseite 10 werden die drei Steigerungsformen geübt und die unregelmäßigen Formen eingeführt.
- Weitere Steigerungsformen können anhand der Bildseite 7 A und der Spielseite 6 geübt werden. Jede vertikale Reihe (Positiv, Komparativ, Superlativ) wird einzeln behandelt.
- Die Bilder der ersten Reihe von Bildseite 10 werden mit drei farbigen Deckkarten der Spielseite 1 zugedeckt. Wenn das Kind sich erinnert, was unter der farbigen Karte versteckt ist und den dazugehörenden Satz im Positiv (erste Spalte) im Komparativ (zweite Spalte) im Superlativ (dritte Spalte) formulieren kann, erhält es jeweils die entsprechende Deckkarte. Ist die Antwort falsch, muss es die Deckkarte auf das Bild zurücklegen.
  Jede horizontale Reihe wird einzeln erarbeitet. Wie viele der insgesamt 15 Deckkarten kann das Kind gewinnen?

Kombiniertes Vokalisieren und Konsonantieren

Beispiel:

d s	**s l**	**st**	**m**	**l ng st n**	**konsonantieren**
D a s	S ei l	i st	a m	l ä ng st e n	Übungssatz
a	**ei**	**i**	**a**	**ä e**	**vokalisieren**

Spiel

Trio

Die 2-mal 15 Karten der Bildseite 10 werden verdeckt auf den Tisch gelegt. Die Regeln sind dieselben wie beim Memo, aber statt zwei Karten dürfen jeweils drei gewendet werden. Um Karten zu gewinnen, müssen immer drei zusammenpassende Bilder gefunden werden.
Beispiel: Der Traktor fährt schnell. Das Auto fährt schneller. Das Rennauto fährt am schnellsten.